新自然主義

無鹽，是最高級美味

法國料理名主廚的最強無鹽理論

原 書 名：最強無鹽理論
原　　名：最強「塩なし」料理理論
作　　者：松嶋啓介
譯　　者：羊主恩
責任編輯：謝宜芸、發言平台
社　　長：洪美華
出　　版：幸福綠光股份有限公司
地　　址：台北市杭州南路一段 63 號 9 樓
電　　話：(02)2392-5338
傳　　真：(02)2392-5380
網　　址：www.thirdnature.com.tw
E-mail：reader@thirdnature.com.tw
印　　製：中原造像股份有限公司
初　　版：2021 年 1 月
二　　版：2022 年 7 月
郵撥帳號：50130123 幸福綠光股份有限公司
定　　價：新台幣 330 元（平裝）

ISBN：978-626-96175-6-2
總 經 銷：聯合發行股份有限公司
新北市新店區寶橋路 235 巷 6 弄 6 號 2 樓
電　　話：(02)2917-8022

國家圖書館出版品預行編目資料

無鹽，是最高級美味／松嶋啓介著 -- 二版 . -- 臺北市：幸福綠光，2022.07
面；　公分

ISBN 978-626-96175-6-2（平裝）
1. 健康飲食　2. 養生法
411.3　　111008703

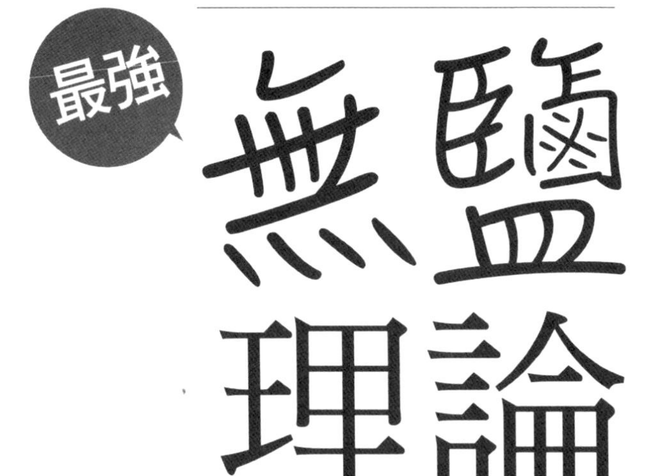

法國料理名人：
無鹽才是最高級美味

松嶋啓介——著　羊主恩——譯

推薦序

透過科學，了解食物

食物的好滋味，其實分成五味，酸甜苦鹹鮮。鮮味是料理滋味中的重點，像味精、雞精粉就是幫忙提鮮的。而最傳統的鮮味就像煮大骨湯，燉煮骨頭提煉出深層又純粹的味道。鮮味就像靈魂般讓食物增加不同的層次和境界，但在不加鹽的前提下，要如何讓原型食物好吃？常常聽到很多人說「健康的食物不好吃，好吃的食物不健康」真的是這樣子嗎？這本書教了我們3種方式，鮮味、低溫、辛香料，讓健康的食物也能好吃。

說到鮮味的具體例子，就像P93中介紹的鮮味種類。提出在天然食材中擔任鮮味來源的營養素：麩胺酸、肌苷酸、鳥甘酸、琥珀酸。番茄、洋蔥裡就有麩胺酸，兩個一起煮出的羅宋湯，鮮甜清爽。而肌苷酸則在魚類、雞肉、豬肉等動物性蛋白質裡吃得到，加上有鳥苷酸的香菇，煮出渾厚又營養滿分的菇菇雞湯。最後是琥珀酸在蛤蠣、海瓜子當中有，海鮮類的料理像海瓜子蛤蠣、炒磨菇蝦仁等，都是鮮味運用很好的例子。

推薦大家看這本書，內含豐富的基本理論知識，在做料理時，可以更快速知道食材搭配邏輯。好食物不一定要很多鹽，但你可能會覺得不加鹽很難讓東西好吃，這時可透過科學的方式來認識食物多面向的味道，會更清楚怎麼做搭配。讓我們好吃又開心，簡單好食也可以是件容易做到的事情。

榮新診所營養師

李婉萍

飲食方式與學習知識同等重要。

喬爾・侯布雄（Joël Robuchon）

推薦序

料理新革命，造福所有願意重視健康的人

初接獲出版社邀約電話時，我感到有些新鮮與意外，雖然我這過度雞婆的個性，讓事業觸角擴及醫療之外（笑），對於食品、保健品不陌生，但說到料理，我可真不是能手。不過當我進一步了解書本內容時，我便相當感興趣，幾十年的腎臟科經歷，在診間經常被患者及其家屬詢問與之相關問題，例如「可以吃鹽巴嗎？」、「鹽巴應該怎麼吃？」、「用低鈉鹽比較好嗎？」、「菜沒有鹹味不好吃啊，都沒胃口……」。因此我對書本主角—「鹽巴」了解甚深，交手經驗堪稱豐富。

我想有留意健康相關訊息的讀者們都知道，有大量的流行病學研究早已證明，心血管疾病例如動脈硬化、冠狀動脈心臟病、高血壓以及中

風等，其發病率與鹽分攝取太多有關，另外腎臟病患者想要好好保護腎臟不再受損，也不能吃太鹹。

為什麼想要健康，需要這麼防範鹽巴呢？那是因為食鹽主要成分為氯化鈉，鈉是重要的電解質成分之一，負責調節體內的水分平衡、酸鹼質平衡，同時也負責神經傳導、肌肉收縮等。俗話常說水可以載舟亦可以覆舟，身體需要鈉，但當鈉攝取過多時，為了稀釋體內鈉濃度，身體會發出「口渴，需要喝水」的訊息，來促使我們喝水，並且讓水分滯留體內，這樣才能沖淡鈉濃度，最後再透過排尿將多餘的水分、鈉排出。倘若身體持續處於高鈉狀態，體內循環液體量總是居高不下，血壓就會攀升。血壓高血管壁承受負擔與日俱增，長期下來內膜損傷，動脈硬化腳步便會加速，形成惡性循環並吞噬我們的健康。

雖然近年來醫療界、營養界不斷認真呼籲清淡、低鹽飲食才有益健康，但在各種調味料充斥、外食比例居高不下的年代，許多人的味覺偏向重口味，覺得「無辣不歡」、「鹹才下飯」也是不爭的事實。然而我相信，大家並非刻意追求這種傷害健康的飲食，而是不知道如何在追求「美味」的同時兼顧「健康」。就好比在診間，也難免會聽到患者發難表示：「我們絕對願意減鹽，可是還是希望保有享受美食的權利啊！」

這本由米其林星級主廚—松嶋啓介所著的《最強無鹽理論》，是一本大眾都該翻一翻的書，所謂民以食為天，這議題與所有人貼身相關。作者透過專業的判斷，明確指出現代人過多食鹽、油脂、砂糖、化學調味料的飲食習慣，已經破壞味覺與健康，而他由此出發，憑藉著專業研發了一套簡單、易懂又易操作的無鹽料理構想，只要善用食材鮮味、控制火候並聰明運用香辛料，就可以端出兼顧健康與美味的料理。其中，「鮮味乘法」、「五味簡單混搭法」讓我感到有趣，有點像是對食物施展魔法般。盼望有空閒之餘，也能親自試試看，看看自己能創造出什麼樣的美味。

實際上，除了無鹽之外，我想作者松嶋啟介同時也希望藉由此書提醒大家，試著學會品嘗食物原始的清甜，讓身體慢慢習慣無負擔的飲食方式。關於這點我相當認同，畢竟隨著時代的進步，我們不僅生活模式改變，飲食習慣也改變，大量加工食品出現生活中。然而透過國內外大量研究報告、臨床案例，我卻發現這些改變可能正是造成健康惡化的原因之一。

《最強無鹽理論》簡單易懂，推薦給大家，希望讀者們能重新檢視自己的飲食習慣，一起參與這一場料理新革命，找回品嘗食物真滋味的能力，並打造健康飲食好習慣。

腎臟科名醫

推薦序

重新認識美食的真義

什麼是美食？一般大眾對於美食的普遍認知，認為是一種對於食物喜好的直覺，因人而異而無法被準確科學化的定性定量。但是隨著食物料理技術日新月異的發展，以及認識到食物對大腦和身體健康巨大的影響，美食不能只是單純的覺得「好吃」，必須重新被定義。

喜歡某種食物其實背後有很多不同面向的因素，例如，不同的文化背景、不同地域、氣候、孩童時期中對於食物好惡的記憶、食物本身的味道、顏色、溫度、觸感、口感等等。儘管因素如此多元，大腦或多或少受到各種因子的影響，但最終還是由大腦決定是否喜歡特定的食物。

在現代餐飲文化中追求的是如何在有限的時間內，快速說服顧客的大腦立即的喜歡上食物。因此，高鹽份、高油脂、高甜度、高溫烹煮，甚至微波食品，都已經成為現代人常見的飲食習慣。大腦獲得了立即性的滿足，但並不是健康的方式。例如，高鹽份、高油脂、高糖份的飲食習慣不僅造成身體器官代謝壓力而導致各種慢性疾病，還會對造成大腦成癮甚至大腦退化，認知功能下降等等的後遺症。

高溫烹調和微波加工食品破壞了食物中的胺基酸、酵素、微生素和珍貴的微量元素，導致身體營養不良。此外，當高溫烹煮食物而過程中，水分在攝氏一百度大量蒸發，導致氘（氫的同位素）濃度增高，進入體內後不易被除出。目前已知氘在身體累積會造成細胞粒線體產生能量的效率下降，引起細胞加速老化。

作者以廚師專業，針對上述的問題提出了解決方式。一般人會認為不加鹽的烹煮方式無法產生食物的美味，但作者認為這是錯誤的觀念，相對的，食物加入鹽分在烹煮過程中所產生的滲透壓，造成食物的營養素大量流失。我們的味覺被現代的飲食方式長期綁架，漸漸的失去對食物原本的味道鑑別能力。因此，透過書中低溫長期烹煮的方式，保留了食物原有的營養成分，重新認識食物應該有的鮮美味道。

世界逐漸進入後工業化時代，我們反思過度工業化對地球環境的破壞，同時與之並行的飲食方式也對身體造成傷害。當人類文明提升到另一層次時，注重精神層面滿足和靈性的追求，健康的身體和清晰的大腦就成為必要的條件，因此我們的飲食觀念就必須做出相應的調整。

放慢生活腳步，細品食物的原有風味，我想應該才是真正的美味。透過本書介紹的食物調理過程，可以讓我們重新體驗生活，我認為是相當值得擁有和細細品味的一本書。

功能神經學專家

李政家

推薦序

無鹽添加，健康更佳

料理，是提升營養的重要步驟，所以講營養不得不提到料理方法。因為料理的好，人們的接受性高，當然一掃而空全部吃入肚，食物中的營養素就全部囊括成為維護健康的因子。但若料理方式不佳，人們可能是嗤之以鼻，吃了一口轉身就走，所以就算是營養豐富的食材，沒吃啥營養也補充不到。

「病是吃出來的」，現代人為了把料理「變」好吃，發明許多食品添加物，而這些把食物變好吃的添加物，卻相對地蠶食鯨吞般，把我們的健康一步一步帶到疾病。鹽巴就是其一！早前鹽巴的使用只為提味，讓食物的可口度提升，但現在重口味的飲食習慣，重鹹重鹽量卻造成許多現代所謂的生活習慣病。

眾所周知的高血壓，就是與高鹽飲食脫離不了關係。我國**衛福部國健署建議健康成人鈉攝取量為每日二四〇〇毫克，換算成食鹽量大約為每日六公克，但依據二〇〇五至二〇〇八年、二〇一〇至二〇一一年國民營養健康狀況變遷調查結果，台灣各年齡層民眾的鈉攝取量都已超過每日建議量**，二〇二〇年國民健康署年報更告訴我們在二〇一七年成人每日食鹽攝取量男性已達九・四公克、女性已達七・五公克。而在二〇一九年國人十大死因統計「高血壓性疾病」排名第八，所以我們不得不謹慎小心病從入口。

「健康也是吃出來的」！但如何藉由好的料理，吃進有益健康的食物呢？日本米其林主任廚師松嶋啓介的《最強無鹽理論》一書，就告訴讀者如何無須額外添加鹽巴，料理出好吃的食物，這一概念和我的想法很相近。記得問過曾合作的國內名廚師，現代人對健康的需求很大，你們可曾想過利用天然食材的特殊性，研發不需額外添加的料理嗎？他們都說有想法，但沒有時間去研發，但松嶋主廚就以其經驗和看見目前現代人的飲食導致健康的失去，因此在這樣的使命感下，開始研發既能有美食享受，又能維持健康的無鹽料理。

其實大部份的天然食物均含有鈉，也就是鹽巴中主要能調味提升食物味道的元素，除此元素外食物中還含有許多特殊香味及帶刺激性的元素如香辛料，但如何藉由不同食物的特殊成分，搭配成一道令人愉悅可口，不需再額外添加鹽巴提味的料理，就是此書提供給讀者的主旨。

「飲食方式與學習知識同等重要」，一般人以為飲食是件簡單的事，只要是能吃的拿起來送入口中，不就如此嗎？但「病從口入」告訴我們，尤其在現今生活習慣病如此高的社會裡，學習飲食方式也是一門重要的知識。此書中教導人們如何利用人體的五感（觸覺、視覺、聽覺、嗅覺、味覺）與食物提供的五味（苦味、辣味、甜味、酸味、鮮味）搭配食材製成料理來品味食物，不僅吃到美味的食物，也能享受美食帶來的愉快感，和維護健康的營養素。

「無鹽」料理，也許很多讀者會覺得怎能嚥的下口呢？畢竟那麼長久依賴鹽巴調味才能吃的前提下，但我與松嶋主任廚師有同樣的想法，並非要大家「禁吃外食」或「禁用所有速食食物」等等，而是要抓好飲食的「比例」才是重點，偶爾的鬆懈一下無妨，因為自己的健康是自己負責的。書的最後部份松嶋主任廚師也提供了幾道無鹽料理的菜單，讓想製作無額外鹽巴添加料理的朋友，有機會自己下廚製作一下。

「無鹽添加、健康更佳」是給高血壓性疾病朋友們的一道健康飲食療法，選對食物並利用合宜的料理方式，吃到食物的原味也吃到完整的營養素，縱使不加鹽巴，食物本身的特殊成分也會讓我們嚐到五味，進而知道如何利用不同的食物搭配製成美味的料理，故推薦松嶋啓介主任廚師這本《最強無鹽理論》，讓大家能吃到美味，也顧到健康！

宜仁健康營養諮詢中心　策略長

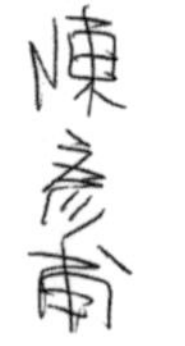

前言

維持目前的飲食方式，真的好嗎？

現在，日本被譽為「美饌的寶庫」。倘若想要實際環遊世界一周，享用法國、義大利、中國、韓國、泰國、印度和西班牙等各國料理，門檻實在太高。不過，若只想在日本國內吃遍世界各地的美食，似乎就沒那麼困難。最近幾十年來，我們的飲食生活有了巨大的改變。由於家電製品、冷凍食品、調理包、小菜等熟食料理的普及化，大幅縮短了人們料理的時間。若沒時間做飯，只要跑到百貨公司美食街、超市或超商，馬上就能買到許多立即可食用的熟食料理。若自己一個人住，比起採買食材自炊，購買熟食的方式更省錢。現在真是個便利的時代。

只是便利之餘，我們是否也失去了某些東西呢？是的，其中一樣就是「**健康**」。

現在，日本也跟法國或者其他國家一樣，飲食不正常的問題越趨嚴重。我是二十歲的時候到法國，二十五歲時就在法國尼斯開了自己的餐廳。之後，開業第三年，就以史上最年輕的外國廚師之姿，榮獲法國米其林星評，這實在是一件非常榮耀的事。因此，既然我已經獲得米其林星評的肯定，我想我對日本的飲食方式就「必須做點什麼」。身為一名廚師，為了能夠豐富顧客們的人生，我當然希望他們能享受美食。但同時，我卻不希望美食危害人們的健康。

那麼，到底該怎麼做呢？請不要誤會，我完全沒有要大家「禁吃外食」或者「禁用所有速食湯包，每天早上熬湯」的意思。要是大家都不外食了，包括我的餐廳在內，所有餐飲店都要關門大吉了（笑）。

我們並非修行僧侶，沒有必要每件事都正確無誤。再者，每件事都必須正確無誤的人生不會快樂吧？我認為偶爾犯點錯，才符合人性。因此，偶爾稍微鬆懈一下也無妨，重點是「比例」要抓好。要是鬆懈成了習慣，那也很危險。

我非常了解有許多人平時不僅要上班工作，還要照顧小孩，實在無法有多餘的時間能花在料理上。因此，本書將會以**淺顯易懂的方式教各位如何輕鬆做出好吃的無鹽料理**。這是即使在家也能輕鬆習得的料理方法，請大家務必嘗試看看。

只要持續這種無鹽的料理方式，身體也會開始產生「良好變化」。舌頭上的味覺細胞是以十天一個循環汰換一次，只要堅持十天，一定會讓你感到哪裡不一樣。雖然變化會有個體上的差異，但大家一定會看見**水腫消失了**、**焦慮解除了**、**臉部線條更緊實了**、**心情也變得更加正面開**

朗等身心靈的美好變化。除此之外，所有料理都是由我這位全方位料理專家所發想設計，**美味絕對有保證**。

現在，就請大家從「試試看」的心情開始，務必親自體驗其美好的效果。

松嶋啓介

Chapter
1

鹽正是造成壓力的大敵……40
餐飲學校不會教你的極致烹調方式……46
入口瞬間就覺得超好吃的食物？……56
大腦對吃到砂糖、油脂和鮮味時的反應……62
鹽巴不是調味料，而是「縮短時間」的工具……70

無鹽料理的強力幫手 善用食材的「鮮味」

使用五感品嘗美食的味覺練習

飲食的疑難問題即是料理的新知識

現在就想吃！好吃的極品無鹽料理

Chapter 1

不再依賴調味料
百歲人生的正確飲食方式

獻給「覺得無鹽料理很難吃」的你

到醫院做體檢時，醫生會告訴你「血壓有些高，請減少鹽分攝取」。但是，醫生卻無法告訴你，究竟要怎麼吃，才能在無加鹽的狀態下，確保食物的美味。在平常吃的料理中把鹽分拿掉，老實說應該很難吃，對吧？通常日常飲食難以減鹽的其中一個原因，即是「**少了鹽味吃起來就沒味道，也不覺得東西好吃了**」。

若人生一輩子只有難吃的食物可選擇，到最後，難免會有「不想過著只能吃難吃食物的人生，就算會早死也想吃好吃的東西」的心態。關於這一點我非常了解你的心情。

飲食的目的，不光只有填飽肚子而已，「希望能吃得開心」也占了很大的比例。不然，那跟「吃飼料」有什麼兩樣。畢竟，吃到好吃的東西，會讓人感到很幸福，因此絕對不能讓吃飯變成像在吃飼料般。

其實，只要掌握不加鹽也能做出美味料理的訣竅，這樣即使大啖美食，也不怕看到恐怖的體檢結果了。那麼，究竟該如何做，才能在不加鹽的狀態下，做出美味的料理呢？身為一名廚師，在我鍥而不捨地不斷研究之下，終於設計出「無鹽食譜」。

前幾天，有位天生只有一顆腎臟的客人來到我的店裡。那位客人告訴我：「只要吃得比較鹹，我整個臉跟雙腳馬上就會腫得很嚴重。有時候到餐廳用餐，中途我就會雙腳浮腫，回家時總是很難受……」結果，那天對方吃了我所做的料理，並沒有引發臉部或雙腳浮腫的問題。當他要回家時，很開心地告訴我：「松嶋廚師做的料理好像真的沒有加鹽。

我今天可以輕輕鬆鬆走路回家了。」

「完全不加鹽，零鹽分，甚至零糖分，卻很好吃。」我的目標正是做出這種料理。

事實上，吃過無鹽料理的客人都有「這沒有加鹽？」、「不會覺得不夠味」、「反而能夠品嘗到強烈的甜味」、「要我每天吃也沒問題」等反應，且給予高度評價。你問我如何在不加鹽、不加糖的狀態下製作出如此美味的料理，這是因為我充分利用了食材本身「鮮味」的緣故。這裡指的「鮮味」，並不是大家所認知的「鮮味調味料」，而是指天然的蔬菜、水果和辛香料中所含的一種成分。

不加鹽、不加糖的料理，能夠讓食材本身的鮮味慢慢地在口中漸次擴展開來，而成為一道有深度的溫和料理。而且，由於非常好吃，所以

「人良」寫作「食」
你的飲食有讓你更好嗎？

就算每天吃也不會膩。只要習慣這個味道，舌頭甚至會開始抗拒以前那種重口味的料理。好吃的東西都對身體不好。但因為太好吃了也無可奈何。如果你有這種想法，那真是天大的「誤解」。

世界上仍有既美味又對身體有益的美食。而且這不會太困難，每個人都做得出來。只要稍微用點心和抓住訣竅就行了。只要了解個中道理，就算不是料理專家，在自己家裡也能做出夠好吃的料理。

掌握三大訣竅：

1.充分利用食材的「鮮味」。

2.控制火候，利用低溫調理引出食材本身的滋味。

3.靈活運用辛香料與佐料。

無論哪一項，都只要些許的用心就能達成。製程絕不繁瑣。即使不大量使用調味料，也能做出滿足身心靈的美味料理。想想，若能做出這種料理，不是一件很令人開心的事嗎？

接下來，我將會在本書以淺顯易懂的方式為大家介紹。人們每天都要仰賴飲食維持生命。既然如此，當然要吃好吃的食物，並且健康地活下去。期望本書幫助大家徹底實現這個願望。

好吃無鹽料理三大訣竅

1 充分利用食材的**「鮮味」**。

詳見：第二章

2 控制火候，利用**低溫調理**引出食材本身的滋味

詳見：P46~104

3 靈活運用**辛香料與佐料**。

詳見：P100

馬上就想吃！無鹽料理的極品食譜！

詳見：第五章

為何人們渴望「鹽分」？

NHK電視台有一個名為《NHK Special》的節目，在節目中曾經做了一個特集探討「人類淪為『鹽巴』俘虜的『真正原因』」（2019年12月15日播出）。回溯人類歷史，似乎是我們的祖先為了生存嘗百物，用了舌頭這「即使是微量鹽分，也能產生敏銳反應」的器官，就在這過程，大腦發現無論是鮮味還是甜味，其中都含有鹽分，於是產生更強烈的反應，最後形成「想要吃更多」的判斷模式。

節目中九州大學的二宮教授提到「鹽巴可稱為創造『美味』的控制塔」。因為舌頭這構造本來就渴望鹽分，會喜歡重鹹和味道較濃厚的食

與鹽保持適當的距離 是我們要面對的課題

物自然也不令人感到意外。

「撒一撮鹽巴到西瓜上，吃起來會更甜。」、「將鹽巴撒在酸酸的甘夏蜜柑上」、「在紅豆湯中加入一小撮鹽巴」等。在日常生活中我們經常會用加入鹽巴的方式，來引出食物當中的甜味。這樣子做似乎也有它的由來。

最近的研究指出，在甜味食物中加入鹽巴，攝取時人類的舌頭越能強烈感受到甜味。舌頭中用來品嘗甜味的感應細胞，反應會比平時增強一．五倍。

同樣地，油脂和鮮味若和鹽巴一起攝取，也

更能感受食物的滋味。也因此，人們和鹽巴的關係就更加難以切割、密不可分。

話雖如此，毫不節制地攝取鹽分，鹽分終究會逐漸累積在身體裡面。最後，自然會招來高血壓、心臟病和腎臟病等各種疾病。究竟，我們能夠在享受美食的同時，又與鹽分保持距離、維持適當的關係嗎？活在資源豐沛、能夠長命百歲的現代，靈活運用鹽分，是必須學會的必備技術。

鹽正是造成壓力的大敵

「鹽分攝取過多對身體不好。」

「現代人就是吃太多鹽了。」

「攝取太多鹽分會引發高血壓或腎臟病等各種疾病。」

「減鹽是邁向健康的第一步。」

有關鹽分的攝取，上面諸多說法大家應該不陌生。根據日本厚生勞動省「平成二十九年國民健康、營養調查」顯示，日本人一天的平均鹽分攝取量為男性一〇・八克，女性九・一克，遠遠超越厚生勞動省公布的「日本人的飲食攝取基準」，其建議十八歲以上的男性，每日平均攝取量為八克，女性則為七克。

若再與世界衛生組織（WHO）所建議的一般成人每日鹽分攝取量（五克以下），和日本高血壓學會所建議的「不超過六克相比」，日本人一天平均的鹽分攝取量，實則超過近乎兩倍。

二〇二〇年，「日本人的飲食攝取基準」將成人每天的鹽分換算量之目標攝取量下修到不超過七・五克，十八歲以上的女性則是下修到不超過六・五克。這個舉動可說是讓「減鹽」的必要性變得更加重要。

讓我們看看外食產業，餐廳和速食店提供的餐食、便利商店和超市販售的熟食小菜、調理包，全都屬於鹽分含量較高的食物。這是因為重口味食品一直賣，除了會讓人類的大腦產生慣性以外，還能提升業績。速食拉麵或泡麵雖然好吃又方便，但是只要吃一餐，隨便就達到每日鹽分標準攝取量的百分之七十。重新思考一下，這好像挺可怕的。

的確，重口味的食物後勁很強又很好吃，容易令人上癮。通常隔不到一天，馬上又會想吃，像是讓人完全中了圈套般。那麼，繼續吃重口味的食物，會發生什麼事呢？

鹽分和糖分，**是一種會直接刺激大腦的物質**，我將它稱為「**毒品系**」。關於這點，之後會再做更詳細的說明。總之，鹽分和糖分會讓體內的血糖值急速升高。雖然這會讓人的情緒變得相當亢奮，但只要效果一過，心情也會隨之盪到谷底。到最後，產生的結果就只有焦慮不斷攀

減鹽的同時 也把壓力減掉

升而已。

現在會有那麼多易怒或焦慮的人，其中一個重要原因，就是吃到重口味餐食的機會變多。鹽分和糖分不只會對人體造成傷害，在精神層面也會帶來重大影響。

現在，社會上會有那麼多壓力產生的重要原因之一，其實就是「鹽分」。例如，對蛞蝓撒鹽，會發生什麼事呢？是的，蛞蝓體內的水分將會流失，然後縮小。又如在割傷或跌倒摔傷的傷口上塗一層鹽巴，會怎麼樣呢？肯定是痛得不得了吧。是不是光想就覺得很痛呢？

那麼，現在請你稍微思考一下。吃進鹽分含量較高的食物，胃會發生什麼事呢？如果你有胃潰瘍，就會跟在傷口上塗抹鹽巴的情況一樣。就算幸運沒有胃潰瘍，鹽巴吃多照樣會刺激胃。

另外，鹽分能讓血壓上升，這就是所謂的滲透壓。鹽分攝取過多時，體內就會產生滲透壓。為了保持血液中的鹽分濃度，血液內的水分就會增加。於是，身體內的血液也會增加。因著血液量增加，血管被擴張，最後就會造成血壓上升。也就是說，**鹽分會給身體帶來壓力**。

工作、家庭、課業和人際關係……只要活著，自然就會產生壓力。那麼，至少也幫身體減少一些壓力，如何？來自人際關係上的壓力，由於牽扯到有個「實際對象」的關係，可能會有「單憑己力也無法解決」的部分。但若為飲食，只要自己願意用心處理，馬上就有辦法解決。

首先，先從減壓料理開始著手吧。就是我提倡的「無鹽料理」。

餐飲學校不會教你的極致烹調方式

雖然有點突然，但我們現在就開始上烹飪課吧！請問大家是如何吃花椰菜的呢？是不是大多都用水煮的方式呢？那麼，今天的主題就是「**如何水煮花椰菜**」。或許會有人覺得「咦？水煮的方式還要特別學喔？」沒關係，請聽我說明。

現在我想跟各位展示一下兩種不同的水煮方式。首先，是料理節目或餐飲學校教的那種，所謂最基本的水煮方法。

鍋內加水，然後撒一撮鹽巴。水滾了之後，將切成小株的花椰菜放入鍋內，大約水煮一到兩分鐘後倒進濾網裡。接著，為了維持花椰菜的翠綠顏色，將之泡入冰水中，再用湯勺撈起，並瀝乾水分。好了，如此一來，色彩鮮艷的水煮花椰菜就完成了。

我猜，大家學習到的就是這種傳統的「正確水煮花椰菜方法」吧。實際上，法文原文料理書上也是如此教導的。這種完美的水煮方式，在法國應該算是非常優秀的優等生等級，但很抱歉，我認為這只是「**社會大眾誤以為正確的錯誤方式**」。

還有另一種水煮方法，是我想介紹給大家認識的水煮花椰菜方法。請大家務必試吃比較看看。

首先，把當時切、分花椰菜時剩下的皮或莖切成適當大小，然後和水一起加入鍋內。請注意，水裡不要加鹽。溫度請設定在六十度，並且不要煮沸。只要稍微飄出熱氣即可，水溫感覺像是稍微熱一點的溫泉那樣。不妨用手指試試水溫，當你感到好像有些熱熱的時候，就可以把花椰菜放進去。然後以這種熱度慢慢水煮二十到二十五分鐘。

可能會有人擔心，煮這麼久不會有問題嗎？請不用擔心，沒有問題。因為是用小火慢慢水煮，因此不會把花椰菜煮爛。時間到了之後，將花椰菜撈進濾網中。不用泡冷水，這樣就完成了。

請大家務必試吃看看兩種不同方式水煮的花椰菜。大家覺得哪一種比較好吃呢？沒錯，我相信後者會獲得壓倒性的勝利！

其實，我每次都會請參加講座的學員試吃使用兩種不同水煮方式做成的花椰菜。一百個學員中，幾乎每個人都大讚使用低溫調理的花椰菜比較「好吃！」甚至覺得「以前的水煮方式實在太瞎了！」。

完美極致！水煮花椰菜的方法

1. 將花椰菜的皮或莖，連同水一起放入鍋內，然後開小火。

2. 等待水溫達到 60℃後，再放入花椰菜。

不要煮到沸騰！只要煮到有些許熱氣即可。用手指試水溫時感到有些熱熱的即可。

3. 用小火水煮花椰菜 20 ～ 40 分鐘。

4. 煮好撈進濾網。

- 水煮花椰菜的湯汁可以用運在味噌湯、濃湯或燴飯中，非常好吃。莖吃起來也相當美味。
- 其他蔬菜也能使用這種方法水煮。例如馬鈴薯或紅蘿蔔等質地較硬的蔬菜，同樣可用小火慢煮 30 ～ 40 分鐘。

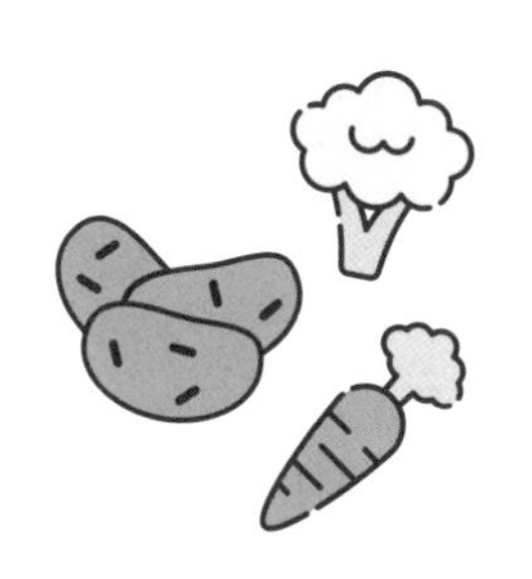

請各位發揮實驗精神，試著做做看吧。

這樣的料理方式下，花椰菜的色彩較不鮮艷，上傳到網路可能比較不上相，但味道之美味，絕對能夠讓你大獲全勝。雖然完全沒有加鹽，但它是使用水煮花椰菜的水來慢煮，因此能夠呈現花椰菜本身的原味。

為什麼這種使用小火慢煮的方式，比起用鹽水煮沸更加好吃呢？為了了解個中道理，就讓我們一一來檢視從以前到現在，被視為「常識」的方法吧！

首先，為什麼要先加一撮鹽巴到水裡呢？這是為了增加花椰菜的鹹味。那麼，若把用鹽水煮過、含有鹽分的花椰菜泡到沒有鹹味的冰水會發生什麼事呢？這時，用鹽水煮過、含有鹽分的花椰菜，其鹽分會藉由滲透壓流失到冰水中。如此一來，這些花椰菜還留有鹽分嗎？答案是，

只是換個水煮方式味道就差這麼多！

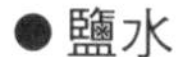

● 鹽水
● 滾水煮 1 ～ 2 分鐘

● 冰水

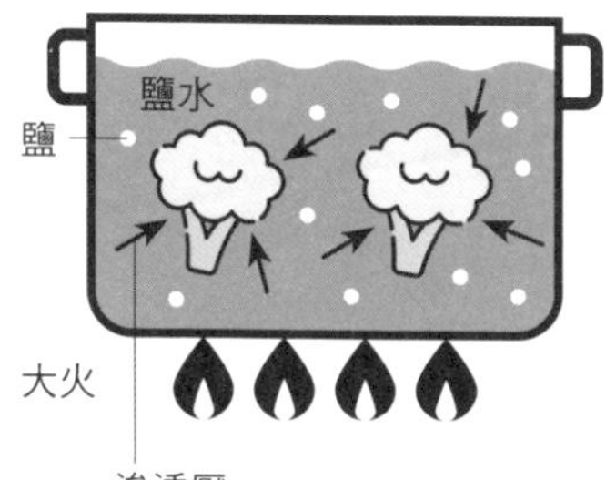

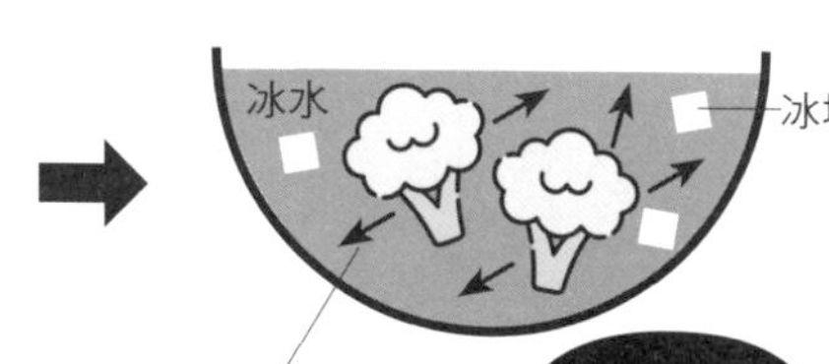

滲透壓
※ 若不加鹽，味道就會流失

鹽分流失在外面

鮮豔的顏色
不代表美味

✔ 色彩鮮艷
✔ 上傳到社群網站好看

美味水煮方式

● 不加鹽
● 使用 50 ～ 60℃的熱水煮 20 ～ 25 分鐘

務必試試
其他種類的蔬菜

花椰菜的皮和莖

✔ 與花椰菜水合一
= 味道不會流失

擁有花椰菜本身的原味

鹽分全都流失了。在這個時間點，花椰菜已經不鹹了。

再來，看看那些煮沸的水，上面都會有一層「浮沫」。這代表什麼意思呢？這表示，花椰菜擁有的營養素，因著沸水全部都被溶解出來了。相反地，只要水不煮沸，就不會有「浮沫」的問題。也就是說，能夠好好鎖住花椰菜的營養素而不流失。

兩者之間的**差別就在於「美味」程度**。如果是用沸騰的滾水水煮，美味就會流失。

使用煮沸的鹽水汆燙，再用冰水冰鎮，能讓花椰菜的顏色保持鮮綠，擁有絕佳的賣相。只是，營養還留著嗎？吃起來好吃嗎？答案統統是「NO」。使用這種方法調理，花椰菜本身的味道就已經流失了，只有顏色漂亮而已。然而，顏色不包括在「五味」之中。無論顏色保留得多

蔬菜用 60 度的溫水燉煮 20 分鐘 這是新常識

麼漂亮，終究不是「味道」。

顏色漂亮，但吃起來毫無滋味。那麼，這樣的花椰菜，該怎麼享用它呢？沒錯，就是加「美乃滋」。日本人是個蔬菜攝取量嚴重不足的民族。建議最好大量攝取蔬菜。但是，使用傳統方法汆燙的花椰菜無滋無味。究竟該怎麼做，才能吃進大量的蔬菜呢？這種情況下登場的救星就是「美乃滋」。美乃滋賣得越好，生產美乃滋的公司越高興。那麼，美乃滋是如何製作出來的呢？請參閱本書第一六三頁。

另一個對照組，是用水溫六十度的花椰菜水，仔細花時間慢慢燉煮的花椰菜。由於水中加有花椰菜的皮，所以能夠鎖住原味不會流失。煮好隨即撈起放在濾網上，不泡冰水，能夠維持花椰菜本身的風味。如此一來，花椰菜本身的味道就會增強。花椰菜本身就有自己的味道，不需要靠美乃滋等調味料調味。雖然顏色看起來有些樸實，但能吃到花椰菜的原味。

除此之外，花椰菜富含麩胺酸，對人體有益，具有營養價值。前面我提到過，在我開設的講座中，我請學員試吃使用兩種不同方法調理的花椰菜。同時，也附上自家製的美乃滋。結果，大多數的學員覺得滾水汆燙的花椰菜加美乃滋一起吃明明很好吃，但若搭配六十度溫水燉煮的花椰菜一起吃，不僅沒有比較好吃，反而還一沾就覺得膩。因為溫水燉煮的花椰菜單吃就能充分享受到花椰菜的原味，再加美乃滋反而讓人覺得 Too Much（多餘）。

老實說，**使用六十度溫水燉煮的方式，就算是餐飲學校也不會教**

你。以前，我跟法國料理學校的同事說：「花椰菜用小火燉煮二十分鐘。」馬上被大家嘲笑「你是白癡啊？」這就是所謂的「傳統常識」。在商務的世界，有一句話叫做「質疑常識」。我想這句話用在料理界也相當適用。

順帶一提，用來燉煮花椰菜的花椰菜水，有機會請務必試喝看看。喝起來相當地深沉有滋味，這是因為它已經成了一鍋富含麩胺酸的「湯底」了。通常大家都會把這鍋水倒掉對吧。其實這樣真的非常地可惜。請不要倒掉，試著把它運用在料理中。例如加進味噌湯中，或者做成燴飯也很棒。

入口瞬間就覺得超好吃的食物？

我們經常會在美食節目或料理節目上，看到記者將食物送入口中的瞬間，立即發出「嗯！好好吃喔！」的讚嘆聲。雖然我常有「明明連咬都沒咬，就能知道好不好吃嗎？」的疑惑。想想，這種「入口瞬間」就能覺得超好吃的食物真的存在嗎？

入口立即感受到的味道，主要是鹽分、糖分和油脂。食物送進嘴巴時，味道會藉由味覺神經刺激大腦，這時血糖值會急速攀升，才能立刻喊出「好好吃喔！」，我將這種味道稱為**「毒品系」**的滋味，也就是所謂的**立即衝腦**、**衝擊力強勁的強烈口味**。舉例來說，漢堡就是屬於這種系列的食品。肉汁爆漿，鹽分和油脂在嘴裡擴散開來，並且融合漢堡麵包裡頭的糖分，確實能夠令人驚呼「好好吃」。此外，炸物和披薩等食物也都屬於毒品系。

另一方面，先前我所提到的**「鮮味」**，**則是一種能夠讓人慢慢感受到食物溫和且樸實安心的好滋味**。「啊……好好吃啊……」這種可以讓人深切感受到安心放鬆的滋味，我稱為**「沉靜系」**。喝湯時，當湯汁進入嘴巴的時候，頂多只會感到「好燙啊」而已。然而，當湯汁通過食道進到胃裡的時候，才能真正感受到湯品深沉的滋味，讓人發出「啊！讓人好放鬆喔！」的讚嘆。

其實，我們的胃裡也有一個像舌頭「味蕾」的接受器，用來感受食物的滋味，即是「用胃品嘗」。除了鮮味以外，**「苦味」和「酸味」同屬「沉靜系」**。運動後，大多都會建議多多攝取含有檸檬酸的醋或檸檬

感受美味的方式，竟然差這麼多！

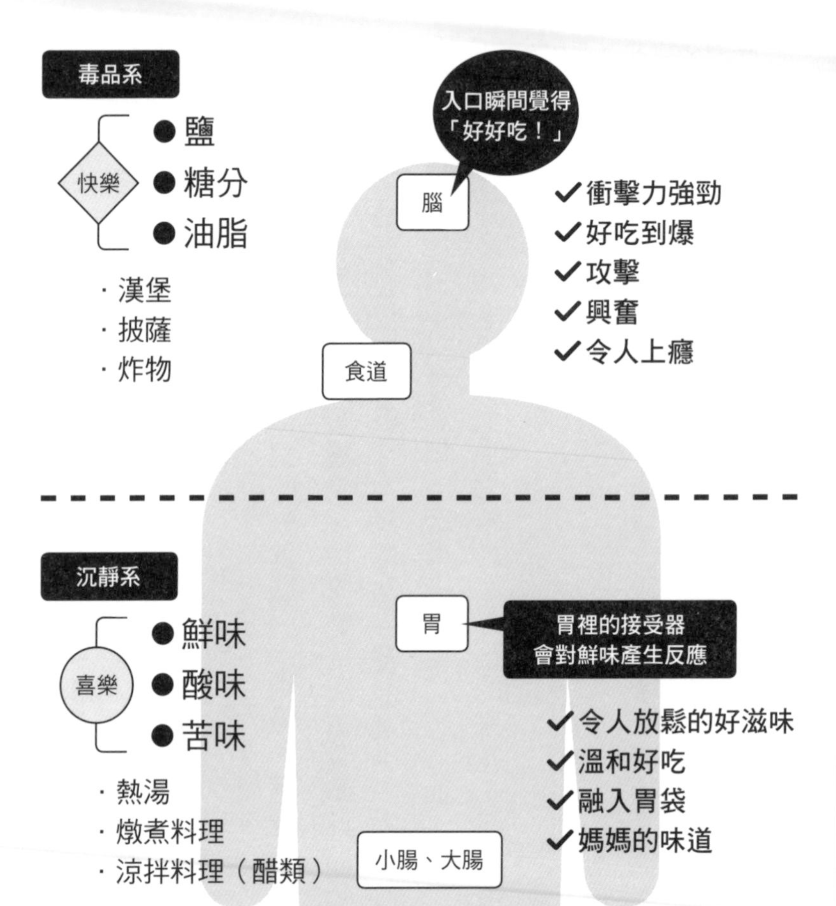

居家料理請以沉靜系為主

直衝大腦的毒品系料理
以及
溫和融入身心的沉靜系料理

等柑橘類水果。這是因為在激烈運動後，身體會囤積一種叫做「乳酸」的疲勞物質，而能分解乳酸的正是檸檬酸。它能幫助身體消除疲勞，有效獲得放鬆，因此酸味也屬於沉靜系。

鹹味、甜味屬於「毒品系」，苦味、酸味和鮮味屬於「沉靜系」。

毒品系的飲食方式，會有令人感到興奮、變得有攻擊性的作用。沉靜系則是讓人平心靜氣，具有安定心神的作用。我認為，毒品系得到的是「快樂」，而沉靜系則是「喜樂」。

總歸來說，外食都是屬於毒品系。無論是鹽

巴、砂糖還是油脂，都放得比較重，都是一些能夠讓人立即感到衝擊的口味。對店家而言，他們既沒自覺、也非故意要將餐食做成毒品系，而是純粹希望提供好吃的食物給顧客享用，並期望他們持續光顧，所以才會採用「會上癮的調理方式」製作餐食。

當然，偶爾吃吃毒品系料理無傷大雅，不過，如果吃進肚子裡的全都是毒品系料理，則會使能量時常處於高度亢奮的狀態，一旦超出界線，反而會產生焦慮，而且變得相當易怒。因此，居家料理務必採用沉靜系飲食。多多利用食材的苦味、酸味和鮮味，就能達到穩定情緒、安定心神的作用。

大腦對吃到砂糖、油脂和鮮味時的反應

人類的大腦會根據吃進去的食物，做出不一樣的反應。意思是吃掉食物後的情緒反應會不一樣。當人體攝取到鹽巴、砂糖、油脂和鮮味時，大致會分成以下三種類型。

●情緒瞬間達到最高潮、戀慕型

舉例來說，攝取到砂糖時，血糖值會在餐後極短的時間內一口氣急速攀升。這種症狀我們稱之為「高血糖」。若要類比，我覺得跟談戀愛的時候很像。當你見到心儀對象時，不由得會感到緊張興奮、心臟怦怦跳、心跳會急遽加速。吃到砂糖時的狀態就像這樣。

對男生來說，談戀愛的時候，帶給自己甜美回憶的女生，等於就是引發高血糖的一種存在。遺憾的是，戀慕時的情感終究只能算是戀慕（Like）。通常這種狀態不會持續太久。我想若一直處在臉紅心跳的狀態，應該也會很累吧。

突發的情感終究會降溫，最後回歸冷靜。雖然一時之間情緒會達到最高潮，但冷卻下來的速度也很快。由於**攝取糖質的情緒反應和談戀愛時的戀慕心情很像**，於是我便稱呼它為**「戀慕型」**。談戀愛時，戀慕的情感有可能會昇華成愛情。當然套用到食物上，這種愛戀自然不能稱為愛情，而是會產生「慣性」。

給小朋友糖果的時候，我們也能觀察到與上述相同的反應。當小朋友拿到糖果的瞬間，心情會突然變得超好，對吧。他會滿面笑容地跟你說：「哇！謝謝你！」然後開心地把糖果吃掉。但是，當糖果吃完了小朋友會怎麼樣呢？肯定會想再跟你「多要一點」。這時，如果你跟他說「不行」，他的心情馬上就會盪到谷底，接著還可能對你大聲哭鬧喊著「給我啦！」再不然就是氣得罵你「幹嘛不給我，小氣鬼！」總之，**特徵就是情緒起伏很大**。

入口瞬間情緒達到最高潮，開心叫喊「好好吃喔！」但是，這種情緒無法持續太久。通常過不了多久，情緒又會急遽下降，而且會產生焦慮。

●吃個不停！慾望型

那麼，攝取油脂類的食物時，會出現什麼反應呢？雖然入口瞬間會讓人覺得「好好吃喔！」但之後餘韻很短，**吃完時，就會產生「想再增加一次美好的飲食體驗」、「還想再吃」的慾望**。到最後，跟肚子餓不餓無關，只要開始吃就無法停下來。「肚子明明不餓，手卻一直抓食物吃」這就是**慾望型（Want）**的特徵。其典型食物就是洋芋片、爆米花和美乃滋。若以壽司界來講，「鮪魚大腹肉」就是屬於此類。

某個零食廣告曾經用過「吃個不停」這句廣告詞，這正是慾望型的特徵。另外，「任何食物都要加上美乃滋再吃」的想法也是慾望型大腦的反應。

●學習型，好好享受食物的餘韻

仔細品味美食的餘韻，大腦也會做出相對的反應。例如，喝完一碗好喝的日式湯品後，身心靈都能深刻感受到湯品的美妙滋味。想想自己

若想擁有平靜安穩的情緒
就要採用鮮味滿點的學習型飲食方式
這就是所謂的 Well-being

是否曾經為了「不要破壞餘韻」而想拒絕「飯後的咖啡」呢？這樣的飲食方式，會讓你的情緒以平穩的方式逐漸高漲。無論時間如何流逝，美好的情緒也不會變質，能夠一直平穩地維持滿足感。只要攝取到含有「鮮味」成分的食物，就能產生這種感覺。這種反應就叫做「學習型」（Learn）。

Learn 的意思就是「學習」、「學會」。藉由學習的方式來享用食物，不但能夠維持滿足度，身心靈都能感到平穩安心。另外，當身體記住這種飲食方式並成為習慣時，就能保持健康。

根據攝取的食物種類，大腦會做出不同的反

戀慕型（Like）▶ 情緒瞬間達到最高潮 MAX ！

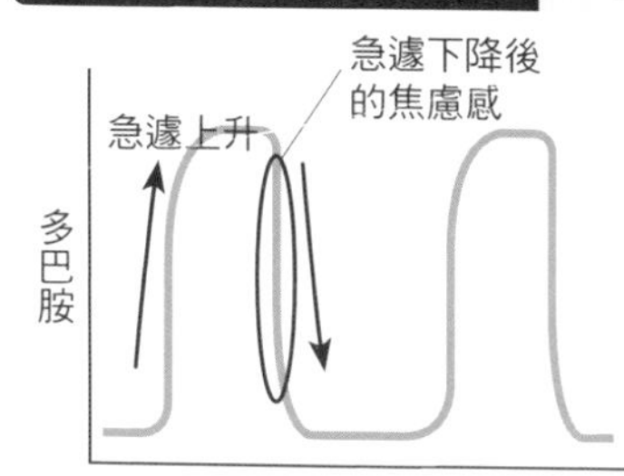

✓高血糖
✓情緒起伏過大
✓無法不吃

甜 蛋糕、糖果、所有甜食

慾望型（Want）▶ 吃個不停！

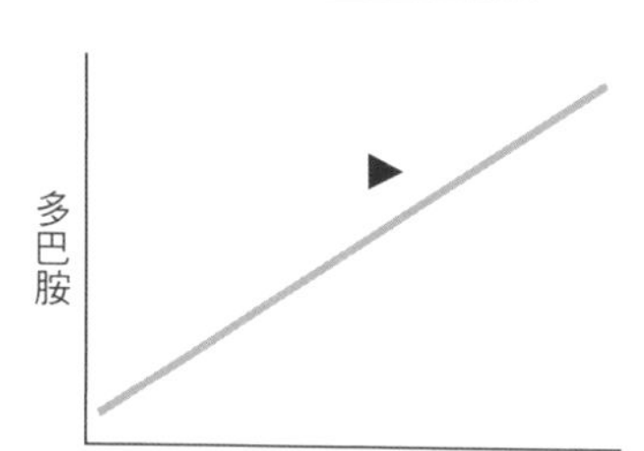

✓越吃越想吃
✓即使吃飽還是想吃

油脂 洋芋片、爆米花、薯條、美乃滋

不完全燃燒

學習型（Learn）▶ 好好享受食物的餘韻

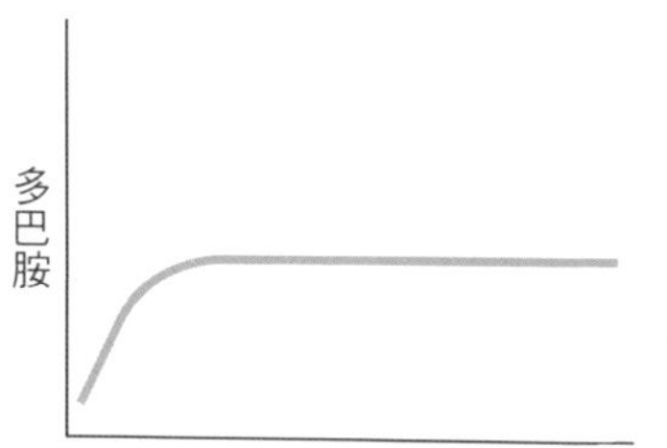

✓緩和情緒，滿足心靈
✓美味持久發酵
✓沉浸在「真好吃」的餘韻裡
✓療癒身心

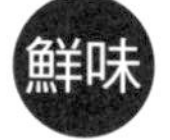

蔬菜高湯、湯品、燉煮料理

滿足

應。餐飲店或餐飲業界為了能夠盡量增加回購率，會採用「慾望型」和「戀慕型」的調理方式。他們必須做出會令人上癮的餐食，才有錢賺。

然而，對身體而言，「學習型」的調理方式是最棒的。但是老實說，這並不會成為主流。

順帶一提，法國料理正好就是前者。肉品也好、魚肉也罷，幾乎都會附上沾醬。而且，最後肯定會再加入鹽巴和奶油。照燒之後帶出光澤，再加上出類拔萃的沾醬，看起來更好吃。要是覺得味道不夠重，廚師還會直接在上面撒鹽。

直到現在，仍有許多主廚認為「沾醬」是法國料理的「生命」。如果只是犒賞自己偶爾吃吃倒是沒問題，每天都這麼吃就不好了。說到底，這種飲食方式只限於「特別的日子」，並非正常標準。

平常就採用鮮味滿點的「學習型」飲食方式進食吧。不但對身體有益，也能照顧情緒，從中獲得深度的滿足感。

鹽巴不是調味料，而是「縮短時間」的工具

我想，各位以前在家政課上，應該學過料理有所謂的「sa shi su se so」吧？這是取調味料的第一個日文字音作為簡稱，依序是「砂糖sa、鹽巴shi、醋su、醬油se、味噌so」。

這是料理的一個常識。但是，以前的年代不像現代這樣營養如此豐沛。以前的工作大多屬於勞力工作，必須從飲食中充分補充因流汗而流失的鹽分。但現在不像以前那樣，做的工作都是體力活，而是大幅增加許多需要坐在電腦前辦公的工作。另外，現代人也不需要為了煮飯，而去砍柴生火。只要把米洗一洗、放入電鍋然後按下按鈕即可。要是選用

無洗米，甚至連米都不用洗。

在完全不考慮現代人流汗機會大幅降低的狀態下，還攝取跟以前同樣的鹽分，身體會怎麼樣呢？沒錯，鹽分就會攝取過量。因此，我們必須重新制定符合現代人需求的鹽分攝取量。

在我剛進入餐飲界時，我的前輩曾經告訴我：「現在已經跟以前不一樣，不太需要做過於粗重的勞力工作，因此鹽分攝取量已經完全不同囉。你必須考量到這一點，再思考如何調味喔。」

若平時有在做激烈運動的人，必須好好地攝取足夠的鹽分。像我自己有參加鐵人三項競賽，在比賽的路程中，主辦單位就設置了許多能夠補充水分和食物的補給站。前面的路程會準備好消化的香蕉，後面的路程則會提供能夠有效消除疲勞的橘子等水果。

此外，也會有日本選手選擇味噌或梅干，這是因為一旦賽程超過一半，選手們將會流失大量隨著汗水排出的鹽分，若不好好將鹽分補充回來會很危險。然而，若平時並沒有在做重度運動的人，還攝取那麼多的鹽分，會發生什麼事呢？答案是攝取過量的鹽分會囤積在身體裡面。

其實，製作沾蕎麥麵或烏龍麵用的醬汁時，我們廚師會萃取高湯，再用醬油或鹽巴調味。也就是說，調味料屬於「最後的手段」，只有在調味的時候稍微用一點而已。就算都不加鹽，也能做出十分好吃的料理。

我設計的「無鹽」料理，確實會比一般料理還花時間。因此，我也會介紹一些為了縮短「工時」而加「鹽」的料理。例如，為了引出洋蔥的甜味，正常來講需要用小火燉煮六十分鐘的製程，只要撒一撮鹽，就能縮短至三十分鐘。這是利用滲透壓的原理，幫助食材的滋味能夠早點

調味料請作為最後的手段使用

被激發出來。在這裡，鹽巴擔任的角色不是「調味料」，而是「縮短製程」的工具。請大家把這一招學起來。

Chapter 2

無鹽料理的強力幫手
善用食材的「鮮味」

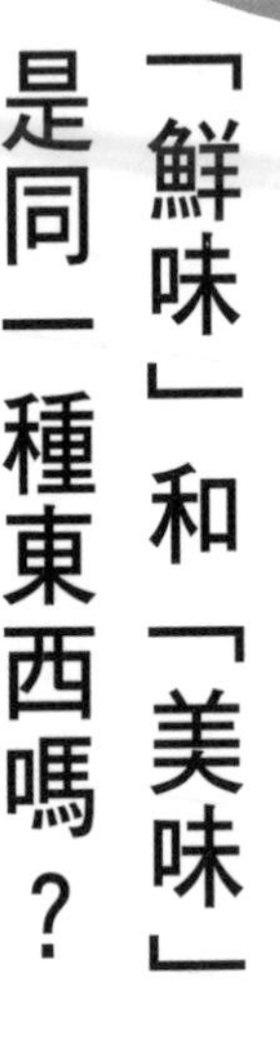

「鮮味」和「美味」是同一種東西嗎？

「覺得自己今天工作很努力、感覺有點疲累」，或者在生日、聖誕節這些特殊節日裡……總是不禁讓人出現「好想吃好吃的東西喔！」的念頭。只是，好吃的東西，究竟是什麼呢？

人們很容易誤以為所謂的「鮮味」就是「美味」，其實這是錯誤觀念。**鮮味是美味的一部分，但不等於美味**。所謂美味，不只單靠味覺來決定。它還包含鼻子聞到的「香氣」、入口時的「口感」、「嚼勁」等「味覺」，此外，還有用餐時的「情境」（在哪裡用餐？與誰一起用餐？）、身體狀況等，都是影響美味程度的重要因素。

「滋味」是味覺的未來
學會品嘗滋味才有未來

你是否有過以下經驗呢？「雖然是到服務品質優異的餐廳用餐，但一起用餐的對象卻是上司或客戶，整個用餐過程在情緒過於緊繃之下，根本食不知味」；「第一次吃到心儀對象親手做的料理，雖然只是普通咖哩飯，卻覺得非常好吃」。以上都是情境影響美味程度的絕佳案例。如此看來，我們必須把食物與情境一併加總，才能計算出精確的美味指數。

此外，雖然「鮮味」與「甜味」、「酸味」、「鹽味」、「苦味」並列為五味，專指「滋味」。但「鮮味」確實是孕育出料理「美味」的重要角色。而我們對於鮮味濃重的食物，不就能夠很輕易、單純地品嘗到它的美味嗎？

人類品嘗到的第一口滋味，就是「鮮味」

各位知道人類一出生，最先吃到的東西是什麼嗎？正常來講，都是「母乳」，對吧？母乳似乎帶有輕微甜味。然而，分析其中的營養成分後會發現，裡頭含有大量構成「鮮味」成分的麩胺酸。

麩胺酸有穩定情緒的效果，人類一出生，立即品嘗到的滋味就是「鮮味」。嬰兒啼哭時，只要一喝到母乳馬上就不哭，很有可能就是因為攝取到麩胺酸，所以情緒才能穩定下來。

剛出生的嬰兒眼睛還無法看得很清楚，耳朵聽力也還不完全，但

「鮮味」就是媽媽的味道

是，一旦找到母親的乳頭，馬上就懂得如何吸吮，這就是本能。吸吮母親的乳頭喝奶時，寶寶的唾液中會分泌出一種叫做「催產素」的成分。最近，根據內科醫師的說明，才明白我們在進食時，越咀嚼唾液會分泌越多，是因為催產素的緣故。

鮮味真可說是**「媽媽的味道」**，如此說來，那些被稱為「有媽媽的味道」的料理，吃了才會那麼讓人感到放心，有安定心神的作用。

據說，剛出生的嬰兒就有分辨味道的能力，即使視覺和嗅覺尚未發育完全，為了攝取身體所需要的養分，會啟動味覺能力。

實際上，他們不吃有酸味和苦味的食物，但卻懂得選擇含有甜味或鮮味的食物，似乎體內有個機制，能夠自然排除可能對身體有害的東西。大家不覺得人體真的很厲害嗎？

此外，一出生最先品嘗到的就是「鮮味」，不也很神奇嗎？

鮮味滿點的鄉土料理

先前我有提到，鮮味可說是「媽媽的味道」。所謂媽媽的味道，就是「故鄉的味道」。媽媽幾乎都是選用當地食材或調味料來製作有家鄉味的料理，這些都是每天會出現在餐桌上的家常菜。

調查全世界的家鄉味料理，我發現它們都有一個共通點，那就是他們都會使用當地代代相傳的長效期食品或調味料來製作料理。例如，義大利的披薩、墨西哥的夾餅、英國的炸魚薯條、匈牙利的牛肉湯、巴西燉菜、土耳其的旋轉烤肉、烏克蘭的羅宋湯、奧地利的炸肉排和加拿大的肉汁乾酪薯條。以上都使用當地食材加工變化而成的家鄉料理。

提到長效期食品，日本常見的有鰹魚片、昆布、味噌和醬油等。另外，還有屬於醃製食品的梅乾、蘿蔔乾、米糠醃菜、鹽辛①、魚乾和凍豆腐等。這些長效期食品都富含鮮味成分。

例如，看看年糕湯就知道，全日本除了沖繩以外，幾乎都有吃年糕湯的習俗。雖然稱為年糕湯，但實際上它用料豐富，不光只有年糕而已；又如高湯，分有鰹魚高湯、飛魚高湯、小魚乾高湯和昆布高湯；也有一些地區使用的是紅味噌和白味噌；此外日本島根縣的部分地區，人們還有喝紅豆湯的習俗；而在德島．祖谷地區，以前年代無法收獲糯米，取而代之，就用當地特產的岩豆腐來料理。

所謂鄉土料理都是適合當地水土氣候的食物，當然好吃。可能因為這樣，特別會讓人憶起家鄉，而感到安心吧。而我想分享給我女兒的「家鄉味」，就是現在我所居住的法國尼斯的味道，以及我的出生地——日本福岡的味道。

尼斯的家鄉味有鷹嘴豆可麗餅、普羅旺斯雜燴和尼斯風味沙拉等。福岡的家鄉味有筑前煮[2]、博多拉麵、明太子、芥菜和博多風味雜煮等。

博多風味年糕湯裡，有圓形麻糬、飛魚、乾香菇、以及從昆布萃取出來，名為「su-me」的清澈高湯，還有鰤魚、蝦子、勝男菜、魚板、紅蘿蔔和芋頭等料多豐富。

無論哪一種，我希望這些家鄉菜都能成為女兒記憶中最重要的味道。不曉得各位也有記憶中的好味道嗎？請務必好好珍惜。

味道能夠喚起
令人懷念的美好回憶

①鹽辛：使用魚貝類等海鮮與其內臟醃製而成的日本醃漬物。
②筑前煮：日本福岡縣的鄉土料理。以雞肉為主要食材，並加入蓮藕、牛蒡、紅蘿蔔等各種季節蔬菜燉煮而成。

鮮味為健康效力

鮮味能夠促使唾液分泌。

我想，大家都知道吃到很酸的東西（酸味），會大量分泌唾液。例如，光是想像自己在吃梅干或檸檬，口中就會開始分泌越來越多的唾液。真的吃進去以後，唾液雖然會一口氣大量分泌，但並不會持續太久。這是因為酸味的餘味相當清爽，因此唾液也會迅速減少。

至於鮮味，並不像酸味那樣能夠一口氣分泌大量唾液，但是它的餘味非常持久，同樣地，唾液也會持續分泌。若以唾液總分泌量來看，還

鮮味
能夠活化味覺能力

是鮮味分泌得比較多。

此外，唾液具有黏性，能夠有效滋潤口腔環境。近年來，因著年齡增長、藥物副作用、緊張、壓力、吸菸、飲酒、糖尿病和更年期障礙等因素，而使得唾液分泌量大幅減少，進而引發所謂「口乾症」（口腔乾燥症）的人好像變多了。因此，有些人開始利用「鮮味的力量」來改善症狀。例如，已經有人試著利用涮昆布或飲用高湯等方式來活化味覺功能。

如此看來，鮮味對健康真的是非常有幫助。鮮味就是健康的原點。請各位有效利用鮮味照顧健康、活化舌頭味覺，開心過生活吧。

將鮮味的相乘效果發揮到極致

到目前為止，我們談的都是身體與大腦如何感受食物的滋味。接下來，我想更深入地向各位介紹鮮味。

我們講的「鮮味」，其實分為四大種類。即是胺基酸中含有的麩胺酸、肌苷酸、鳥苷酸和琥珀酸。一般提到鮮味泛指前面三種成分，但我認為琥珀酸應當也該包含在裡面。

番茄、洋蔥、昆布、海苔、裙帶菜和褐藻等海藻類食物，都含有豐富的麩胺酸。日文漢字將麩胺酸寫作「具留多味」，這是一位叫做池田菊苗的日本化學學者在戰前一九〇七年發現的。池田教授用了大約三十八公斤的昆布熬煮高湯，再成功地從中萃取出三十克的麩胺酸鈉。這項發現，被譽為「日本十大發現」並獲得全世界的認可。

在日本，熬煮高湯都會加入昆布，這就是為了要把麩胺酸萃取出來才這麼做。

●富含麩胺酸的主要食材

花椰菜、紅蘿蔔、洋蔥、番茄、蘑菇、昆布、白菜、生火腿、醬油、味噌、番茄乾

鮪魚、竹筴魚、鯖魚、沙丁魚等青魚，含有豐富的肌苷酸。比起鮮活的鰹魚，經過乾燥熟成的鰹魚片所含有的肌苷酸更為豐富。這是因為動物遭到屠宰後會經歷一段肌肉收縮緊繃的僵硬期，這期間逐漸增加肌苷酸的緣故（ATP三磷酸腺苷會轉化成肌苷酸）。

除了鰹魚片以外，鮪魚片和小魚乾也含有豐富的肌苷酸。日本有鰹魚高湯、小魚乾高湯等湯頭，這是為了萃取出食物的鮮味。在歐洲，鯷魚（鹽漬的小魚乾）裡面也含有豐富的肌苷酸。此外，豬肉、雞肉等動物性蛋白質內也藏有肌苷酸。根據含量多寡，依序是豬肉＞雞肉＞牛肉。

總結來說，我們大致可將它分成兩個種類來記憶，即是植物性食物含有麩胺酸，而動物性食物則含有肌苷酸。

●主要含有肌苷酸的食材

鮪魚、鰹魚、沙丁魚、鰹魚片、牛肉、雞肉、豬肉

綜合多種鮮味 讓味道更有深度

乾燥菇類含有豐富的鳥苷酸。例如，生鮮香菇雖然含有豐富的麩胺酸，但經過發酵乾燥之後，麩胺酸就會轉化成鳥苷酸。

即使是同一種香菇，但用生鮮香菇熬煮出來的湯頭跟乾香菇熬煮出來的湯頭，口感上完全不一樣。這就是麩胺酸跟鳥苷酸之間的差異。

在歐洲，一到秋天，市面上就會有許多菇類食材上市，例如雞油菌菇和牛肝菌菇等。此時便會有許多利用菇類鮮味調理的料理上桌，像是利用乾牛肝菌菇還原的牛肝菌菇相關料理。雖然義大利麵全年都吃得到，但加入牛肝菌菇的義大利麵卻是季節限定品。

我認為新鮮食材能夠產生愉悅感。日本的話，代表秋天味覺的菇類就是松茸。松茸的香氣能夠賦予人們愉悅感。而放入松茸的土瓶蒸料理，則是一道能夠將湯底與松茸的香氣發揮到極致的美食。

●富含鳥苷酸的主要食材

乾香菇、乾牛肝菌菇、乾羊肚菌菇

貝類例如海瓜子、蜆和牡蠣等，則含有豐富的琥珀酸。煮味噌湯時，加入蜆會煮出蜆精，因此就不需要再加昆布或鰹魚片了，這就是琥珀酸的鮮味，它的顏色稍呈乳白色，能締造出溫醇的美味口感。

●富含琥珀酸的主要食材

海瓜子、蜆、牡蠣、蛤蠣、赤貝、淡菜

鮮味的種類

❶ 麩胺酸 ……植物性蛋白質

番茄、洋蔥、昆布、海苔、裙帶菜、褐藻

❷ 肌苷酸 ……動物性蛋白質

鮪魚、竹筴魚、鯖魚、沙丁魚（青魚）、鯷魚（鹽漬沙丁魚）、鰹魚片、豬肉、雞肉

❸ 鳥苷酸 ……乾燥的菇類

乾香菇、牛肝菌菇等乾燥香菇

＊生鮮香菇麩胺酸含量較多

❹ 琥珀酸 ……貝類

海瓜子、蜆、牡蠣、蛤蠣

利用乘法創造鮮味的相乘效果

鮮味的相乘效果決定食物的九成滋味

如同前面我們提到的，食材中含有麩胺酸、肌苷酸、鳥苷酸和琥珀酸等鮮味成分，若以這四種鮮味作為基底來製作料理的話，就能有效減少鹽分或糖分的攝取。

如果單單只用一種鮮味，感覺稍嫌不足。藉由組合各種鮮味，能夠讓料理的風味變得更加豐富。舉個最容易理解的例子，那就是日本的高湯。綜合鰹魚片和昆布的初萃高湯，這種組合就是熬湯時的絕佳組合。此外，結合昆布與乾香菇熬煮而成的高湯叫做「精進高湯」，風味也是絕佳。

花費的時間越長
鮮味的能量越大

西餐中，有一種叫做「高湯醬」（法文：Fond de Veau）的醬汁。除了運用在濃湯中以外，還能作為俄羅斯酸奶牛肉（Beef Stroganoff）和牛排的醬汁使用。然而，這些料理的基底，就是「Fond」（法式高湯）。

它是用洋蔥等蔬菜搭配牛小腿肉熬煮而成的法式高湯。而雞湯則是用雞肉和香料蔬菜熬煮而成的高湯，無論哪一種都屬於麩胺酸和肌苷酸的組合。

另外，中餐最常用的就是蔥、雞骨頭和薑等佐料，這些也是麩胺酸和肌苷酸的相乘效果。同樣地，用在中餐中的雞骨頭和乾干貝，能夠從中引出肌苷酸和琥珀酸。

諸如此類，只要善用加法或乘法慢火熬煮，就能製作出美味的高湯。

● 「鮮味」滿點的高湯

昆布高湯（麩胺酸）

番茄高湯（麩胺酸）

鰹魚高湯、飛魚高湯、小魚乾高湯（肌苷酸）

鮮味乘法

日式高湯

昆布（麩胺酸） 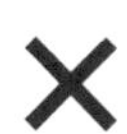 鰹魚（肌苷酸）

精進高湯

昆布（麩胺酸） 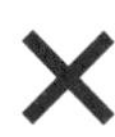 乾香菇（鳥苷酸）

西式高湯

洋蔥等香料蔬菜（麩胺酸） 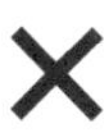 牛小腿肉（肌苷酸）

雞湯

香料蔬菜（麩胺酸） 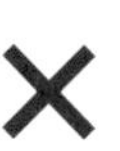 雞肉（肌苷酸）

中式高湯

長蔥（麩胺酸） 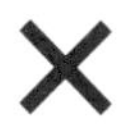 雞骨頭（肌苷酸） 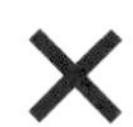 薑之類的佐料

雞骨頭（肌苷酸） 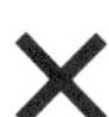 乾干貝（琥珀酸）

蔬菜高湯（麩胺酸）

菇類高湯（鳥苷酸）

貝類高湯、乾干貝（琥珀酸）

我環遊世界研究各種料理後，明白了一件事，那就是全世界的料理都有一個相同的法則。這個法則就是每道料理中，必定運用「鮮味乘法」。

除了前面介紹的各種高湯之外，其餘料理也都運動這邏輯。例如大蒜通常會和洋蔥一起拌炒，視情況，有時還會加入番茄，對吧？這就是麩胺酸加麩胺酸的疊加相乘效果。

靈活運用辛香料和佐料

不加鹽但得做出美味的另一個方法，就是靈活運用辛香料或佐料。說到辛香料，大家容易把它與「香辣」聯想在一塊，其實這是錯誤的理解。不會辣的辛香料比比皆是。

此外，大多數的人都根深蒂固地認為辛香料＝咖哩＝印度。其實，辣味的基底是辣椒和紅辣椒，這原本是從智利傳來的辛香料。辣椒是哥倫布探索新大陸所獲得的功績之一。如果他當年沒有發現美洲大陸，自然也不會發現智利，相對的，也就不會有紅辣椒的傳入。若是這樣，搞不好連現在的印度咖哩都不會辣。

利用辛香料＋洋蔥＋大蒜取代鹹味

辛香料的種類除了有運用在咖哩中的孜然、薑黃和荳蔻以外，還有黑胡椒、肉桂、羅勒、丁香、鼠尾草、牛至、巴西里和芫荽。

另外，日本的山椒和山葵也是相當優秀的辛香料。將辛香料跟洋蔥、大蒜、薑和番茄用小火拌炒，能夠讓鮮味慢慢滲透出來。當鮮味和苦味結合在一起，即使不加鹽，也能充分享受到食材的美味。

雖然語言表達上我們用的是「調味」這兩個字，但這並非加入調味料的意思，而是指如何帶出食材本身天然的滋味。若為天然甜味，當然就不會造成血糖值急遽飆高。

以前，我太太身體不太好的時候，我買沖繩原產、使用薑黃製作而成的無鹽咖哩煮給她吃。漸漸地，她的身體狀況就改善很多。這讓我察覺到「這種咖哩對身體有益」，想要讓更多人知道，於是決定把食譜寫在本書中。

順帶一提，我還與綠蟲藻公司（EUGLENA）共同研發出一款無鹽咖哩，裡頭含有對人體有益的綠蟲藻，並且上市銷售。

跟「火」當好朋友

ＩＨ電磁爐調理器的普及率似乎逐年攀升。根據日本總務省「平成二十六年全國消費實態調查」的數據顯示，其比例為二十三・九％。現在許多新建大廈都已經全面電力化，可以說火力已經淡出人類的生活了。但是，人類的文明卻是始於烹飪之火。

距離現在大約五十萬年前，人類第一次知道用火。進入石器時代後，人類就知道如何生火，也就能用火來燒烤所捕獲的獵物，這根本就是烤肉的先驅。

現代有炒、煮、烤、炸和蒸煮等各種烹調方式，無論哪一種，關鍵都在「火候」。看是要用小火燉煮，還是大火熱炒，只要靈活運用火的溫度和火候，就能激發出食材的鮮味。換句話說，**想要不加鹽就做出美味料理的祕訣，在於能不能跟火當好朋友**。

廚師的法文叫做 Cuisinier。這是結合 Cuisson（火）+ Metriser（調整）所衍生出來的單字。也就是說，所謂的廚師，就是能夠靈活運用火候的人。要說「懂得控制火候的人，就能控制料理」一點也不為過。

用火慢慢加熱食材，就會散發出香氣。用小火慢慢加熱，再慢慢拌炒，不僅能讓香氣更濃郁，也能炒出鮮味。

這裡要注意的重點是**對食材的「導熱」方式**。花時間用小火慢慢拌炒大蒜或洋蔥，甜味會從食材裡面釋放出來。這跟毒品系那種直衝腦門的甜味不同，這是蔬菜中原本就有的溫和天然糖質，也就是甜味。

我都叫大蒜「調皮鬼」。這是因為用火的方式不同，大蒜的性質就會產生巨大的改變。用大火熱炒大蒜會變辣，但用小火慢慢拌炒大蒜卻能散發出香甜的香氣。我覺得大蒜的性質跟以前的不良少年有幾分相似，對它太嚴厲，它會激烈反抗，但大蒜本質上其實是個溫柔的傢伙。

以前，當我還是學生的時候，曾經有位燙著飛機頭、改校服，而且經常被老師罵的不良少年。不知為何，那個同學竟然交到一個超可愛的女朋友。那時，我問那個女生：「為什麼妳要跟那種不良少年交往？」她回答：「你別看他外表那副德性，其實他內在是一個心地善良的好人。」

當時我完全不懂那是什麼意思，現在回想，覺得可能他就像大蒜一樣吧。以現在的語言來講，就是「傲嬌」吧。雖然外表看起來很叛逆，但其實心地很善良。大蒜也有這樣的一面！因此，請不要對大蒜太嚴厲，必須溫柔與它相處。這時，「火候」就很重要了。不可大火熱炒，要用小火慢慢拌炒。這樣，就能炒出大蒜甜甜的香氣。

肉品和魚肉請都用低溫調理。所有動物體內都含有鹽分。試想，當我們進入高溫的烤箱時，會發生什麼事呢？會開始爆汗，對吧。要是放任繼續爆汗而不做任何處理，結果會如何呢？手腳恐怕會出現汗斑！這是因為體內的鹽分流失了。同理，套用在肉類料理上「低溫調理」的道理就在這裡。

如果肉類用高溫大火瞬間加熱，會發生什麼事呢？這會讓肉類中的鹽分流失。那麼，若用低溫調理的方式呢？低溫調理的話，鹽分自然就不會流失了。就結論來說，低溫調理能夠做出即使不加鹽，也能保有鹹味的肉類料理。這就是為什麼我要推廣低溫調理的緣故。

現在，市面上的食譜似乎都少了些什麼。大家知道答案嗎？個人認為是**「時間」**。因為，在大眾的認知中「花時間＝麻煩」。「小火燉煮、用心呵護」被認為是時間太多的人在做的事。

大家追求的都是絲毫不繁瑣、瞬間就能完成的料理。因此，需要花時間用心製作的料理，可能會被認為不符合現代潮流吧。

但是，時間真的很神奇喔！

料理時不需要特別的技巧，只要逐一將食材放入鍋中用小火慢慢加熱，食材的內部就能穩定受熱。這樣的烹調方式，才能讓食材的原味和

控制了火候
就等於控制了料理

香氣真正釋放出來，這就是引出「鮮味」的前導。

要是一開始就用大火加熱，熟的就只有外面的部分，食材內部完全是生的。因為沒時間，就想迅速用大火加熱，這樣無法引出食材的鮮味。到最後，就只能倚靠砂糖等甜味料調整味道。這樣的話，料理就變成毒品系料理了。

好好花時間烹調是一件很重要的事。等待時，也不用死守在鍋子前。請善用廚房計時器或烹調器具的計時器計時即可。例如，時間設好「六十分鐘」，接下來，只要注意會不會煮焦或溢出來就好，其他可以不用管它。等待的時間中可以先去做別的事，或者喝個下午茶也好。

全權交託給火，味道也不會跑掉。要知道，平常料理時就是為了要求快，所以食材味道才會跑掉，變得很難吃。

只要將火候設定在小火，接下來就是自己的自由時間了。即使都不管它，但等你注意到的時候，你會發現一道美味可口的料理已經完成了。

七個適合小朋友的飲食提案

●不要強迫孩子吃他討厭的食物

可以讓小朋友討厭的食物上桌，等他哪天有興趣時再鼓勵他試吃，為孩子創造願意主動試吃的機會。

●不要禁止孩童「吃大人的食物」

小朋友如果對大人平時吃的或喝的東西有興趣，不妨稍微讓他吃吃看。

（酒精類以及食品添加物等對安全性有疑慮的東西除外）

●用餐時請營造良好的用餐氣氛

用餐時，請勿觀看電視，好好享受與家人對話的時光。斥責與檢討成績都會破壞小朋友的心情，這些請留到以後再談。最重要的是，要快樂享用食物的美味。

●重視食欲

有甜度的飲品或零食餅乾會降低食慾，用餐前請勿給予。請教導孩童肚子餓時享用的餐食才是最好吃的。

●漂亮裝盤

請用心擺盤和布置餐桌。就算只是鋪上在百元商店買的餐巾，也能改變用餐氛圍，小朋友也會很開心。

●剩餘的食物不要丟掉

剩餘的食物千萬不要丟掉。剩下的食物用點巧思就能再吃。把變硬的麵包碎切成麵包屑，或者做成法式吐司。如此一來，小孩也能學會珍惜食物。

●開心享受烘焙樂趣

守護孩童的用餐品質
是大人的責任

從雞蛋變成海綿蛋糕、麵粉變成餅乾……把製作過程中的變化當作是一種遊戲，試著與孩子一起玩烘焙吧。

聽說，以前的法國家庭在雨天時，都會把蛋白混合砂糖打成蛋白霜，然後擠成動物的形狀，乾燥後讓小朋友玩。

Chapter 3

使用五感品嘗美食的味覺練習

品味革命：五感品味，更加美味

人類是一種擁有「五感」的動物。

觸覺：藉由觸碰感受。

視覺：藉由觀看感受。

聽覺：藉由聆聽感受。

嗅覺：藉由聞味道感受。

味覺：藉由品嘗感受。

那麼，「味覺」是利用人體哪個器官感受呢？大多數的人應該都會回答**「舌頭的味蕾」**吧？其實，我們都是先用眼睛看到，再透過鼻子聞到，然後用皮膚碰觸，並用舌頭品嘗，再用耳朵聆聽。也就是說，我們是用「五感」去品嘗食物。

●用舌頭品嘗

如同有句諺語說「好吃到令人彈舌」。確實，舌頭的味覺是品味食物時很重要的要素。舌頭上有名為「味蕾」的感應器，當中的味覺細胞是用來品嘗食物的滋味。飲品或食物中的滋味物質（甜味、鹹味、酸味、苦味、鮮味）會溶入唾液中，附著在味覺細胞上。這些刺激會傳達到腦部，使人感受到食物的滋味。

●聞氣味確認

「香氣」也是品嘗食物時的重要要素。例如，如果我們捏著鼻子進食會發生什麼事呢？大概會完全吃不出味道。我想，應該有很多人曾經有過感冒鼻塞，吃東西變得沒有味道的經驗吧？沒錯，這就代表利用「氣味」也占了品嘗很大的因素。

位於鼻子深處的嗅覺細胞會抓住氣味的微粒子，然後將它們傳導到能夠感受氣味的神經，最後再傳到大腦。不僅如此，大腦也會根據傳達過來的信號辨別食物有沒有危險。此外，當我們鼻子用力猛吸，並且吸進大量空氣時，會發現味道變強烈了，這是因為氣味的微粒子一口氣強烈撞擊到嗅覺細胞上的緣故。

如果廚師能夠捏著鼻子試味道，不斷操練「這是那個味道」、「這是這個味道」的話，我想一定能夠提升品味的能力。反過來說，這就表示品味食物有很大的程度必須倚賴嗅覺。

●聽聲音品味

想要美味地享用美食，傾聽食物彈奏出來的「聲音」也很重要。例如，小黃瓜的鮮脆聲、蘋果的清脆聲、堅果的粉碎聲、喝啤酒時，啤酒通過喉嚨所發出的咕嚕咕嚕聲……聲音通常有增強美味的效果。除了食物的聲音，用餐環境的背景音樂也能營造出安定心神的用餐氛圍，這些都是聲音帶來的效果。

聲音是藉由空氣的振動傳達到耳朵。通常，「耳朵」指的是突出長在臉部外側的「耳廓（耳殼）」。耳廓的職責是作為集音器，收集空氣振動時的聲音。耳廓收集到的聲音會震動鼓膜，然後通過聽小骨，音量會變大大約三倍並傳達到內耳，再透過神經傳達到腦部。

●用眼睛欣賞

我們有時候會利用視覺來分辨食物究竟好不好吃。例如，現在眼前有顏色鮮紅的草莓和鮮綠的草莓，你覺得哪一個看起來比較好吃呢？無疑是顏色鮮紅的草莓，對吧。我想，大家都有過「只是看到烤得金黃酥脆的吐司，彷彿就能聞到它的香氣，而感到肚子餓」的經驗吧？如果看到的是烤得焦黑的麵包，我猜測應該不會讓你有好吃的感覺。

眼睛的構造跟相機很像。我們的水晶體等同相機的鏡頭，會藉由改變厚度來調整焦距。而虹膜就如同相機的光圈，用來調節通過鏡頭的進光量。眼睛看到的圖片，會透過水晶體映照在眼球內部的視網膜上。這

眼睛、耳朵、鼻子、手、嘴巴……使用全身來享用食物

時的圖片雖然是上下左右顛倒，但當大腦接收到來自視覺神經的信號後，便會將它修正成正確樣式。

●用觸感、溫度感受

舉例來說，當我們把味噌湯端在手上，感受到的湯碗溫度，還有迎面而來徐徐上升的熱氣，都會讓人有「啊！溫溫熱熱的味噌湯，感覺好好喝喔！」的感受對吧。

接著入口時，除了味道之外也能感受到湯的溫度。味噌湯是溫暖人心的湯品，太涼的話就不好喝了。如果喝到的味噌湯是合適的熱度，肯定

會讓人覺得更好喝。反之，冰淇淋和刨冰屬於冰冷食品，我們也都是藉由入口瞬間感受到的沁涼來品嘗它的美味。

此外，接觸時的感受，也是決定食物是否美味的重要因素。例如，果凍帶有彈性的軟度，以及滑嫩的口感，都能讓美味倍增。當皮膚碰觸到物品時，能夠感受到熱感、冷感、痛感以及施壓時的壓力感，這些地方可稱作「感覺點」，可用來辨別冷、熱、軟、硬。我們皮膚中最敏感的地方是舌尖、嘴唇和指尖等。因此，想要品嘗美味食物，入口時的溫度以及觸感也是不可欠缺的感受。

如上所述，人類是使用整個身體的五感，包括觸覺、視覺、聽覺、嗅覺、味覺在品嘗食物的滋味，缺一不可。可惜的是，最近使用五感品嘗食物的人有減少的跡象。

建議大家偶爾也試著空出一段時間，全面啟動五感來享受食物吧。不妨跟家人一起試看看，或許會有令人意想不到的發現，這過程很有趣喔。相信這會是一個讓大家重新認識食物價值的絕佳機會！

你的舌頭還好嗎？首先就從「味覺測試」開始

我的餐廳舉辦活動時，經常會有「味覺測試」的項目。進行方式是把一口大小的番茄切成五片，接著各自撒上鹽巴、砂糖、檸檬、辛香料、洋蔥（紅蔥），再請客人依序吃下。最後請客人告訴我，他們覺得哪一個最好吃。那麼味覺測試究竟是要測試什麼呢？答案是，想要檢測出舌頭對味覺的敏感度能達到多高。

由於番茄就像是一塊由鮮味構成的麩胺酸團塊，所以我才會在上面撒上鹽巴（鹹味）、砂糖（甜味）、檸檬（酸味）、辛香料（苦味）和洋蔥（鮮味），再請客人品嘗。進行這個測試，主要目的是想了解客人的味覺資訊。這就像當你去住飯店時，總要在櫃台填寫姓名、電話、住址等資訊才能入住，對吧？味覺測試有異曲同工之妙。

測試時觀察客人們的反應，發現大家似乎吃到加鹽巴和砂糖的番茄時，瞬間就能感受到其中的美味，然後發出「嗯！好好吃喔！」的讚嘆。然而，當品嘗加有洋蔥的番茄時，雖然客人一開始會一臉疑惑地說：「嗯？好像沒味道？」，但往往經過咀嚼，就會越咬越有滋味，進而發現洋蔥的鮮味。這樣的過程，能夠證明舌頭是有能力找對味道的！然而，很遺憾地，測試發現若是平時已經習慣吃重口味的客人，他們便無法發現洋蔥的鮮味。

請大家務必測試看看自己的舌頭究竟能不能靈敏地找對食物的味道。我認為，試著刻意去感受食物的滋味，有時候也是必要的。

我們的舌頭能夠品嘗出五種基本滋味，稱作「五味」。「五味」就是**「甜味」**、**「酸味」**、**「鹹味」**、**「苦味」和「鮮味」**。以上五味在現在雖為基本款，但其實在西元二〇〇〇年以前，被世界認可的就只有「四味」，那時「鮮味」尚未列入基本味中。

實際上，鮮味早在西元一九〇〇年初期就被發現。我們舌頭上的味蕾確實能夠感受到「鮮味」，但是，這項事實卻不被當時的世界醫療學會認可。直到西元一九八五年舉辦的「第一次鮮味國際學術研討會」中，「鮮味」兩字才終於熬出頭，正式在國際上被使用。

順帶一提，發現「鮮味」的是日本人。後來，還以鮮味為基礎研發出「味之素」這項商品，並且還成立了「味之素」公司。鮮味是Made in Japan，意即鮮味的發源地是日本。

我經常和法國「味覺研究所」的所長談話，直到現在，他對鮮味的態度還是維持完全否定的立場。高齡九十四歲的所長說：「這是因為你們日本人想把『味之素』這個商品賣到全世界，才說有鮮味存在吧！」所以，講到最後都會起爭論（吵起來）（笑）。其實，鮮味並非只有人工製成的。生鮮火腿、起司、味噌、醬油……每個食物裡頭都含有「鮮味」。當我把這件事跟所長講，他才終於能夠理解。

話說回來，我在講座中曾問大家：「舌頭上感受到的滋味，究竟有什麼味道呢？」有人回答「辣味」，還有人回答說是「澀味」。

確實，看看市售的零食，有的會寫「〇〇零嘴　爆辣口味」。許多零食的外包裝都會標示出「口味」，但其實這不算真正的口味。

辣味不是口味，而是感覺。說到辣味，會讓人覺得痛辣痛辣的對吧。這跟舌頭上真正能夠感受的滋味是不一樣的東西，那只不過是舌頭受到刺激，然後**感到「香辣」而已**。就跟「澀味」一樣，當我們喝茶、吃澀柿或喝紅酒時，雖然嘴巴能夠感受到收斂的滋味，但也只是感覺。

接下來，我想告訴大家，所謂的「五味」究竟是什麼東西。

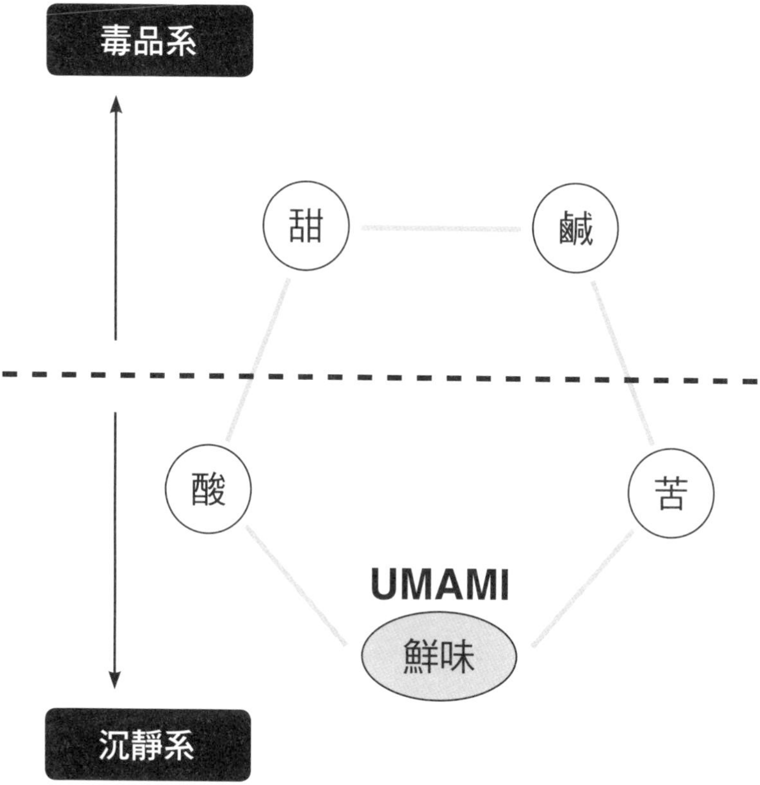

毒品系

甜

鹹

酸

苦

UMAMI

鮮味

沉靜系

西元二〇〇〇年以前，
世界公認的味道只有「四味」，不包括「鮮味」。

基本「五味」之其一
甜味

無論男女老少，喜歡甜食的人非常多。為何舌頭感受得到甜味呢？甜味裡面，擁有各式各樣的「**能量**」，大多都屬於蛋白質。它在人體裡面會作為糖分而被分解，並且迅速轉化成能量。大腦若缺少這種糖分，就無法進行活性化。一般動腦時，總會想要攝取甜食對吧。如此推論分析，人類為了維持生命，才讓舌頭有能力吃出必須攝取的東西。

說個題外話，聖經中亞當和夏娃被蛇誘惑吃下禁果，然後就得到智慧。有人說，這個果實就是「蘋果」。那麼，大家覺得這個蘋果的顏色與口味會是什麼樣的呢？會是一顆看起來顏色青綠、口味酸澀的青蘋果

利用甜味
帶給大腦能量

嗎？還是看起來鮮紅香甜的紅蘋果呢？我想應該是後者吧。

正常來講，大家都會認為亞當和夏娃是吃了鮮紅香甜的蘋果才能得到智慧吧。iPhone 的 Logo 是一顆被咬了一口的蘋果。關於這個 Logo 為何要如此設計有諸多說法。其中一種說法是，這象徵亞當和夏娃吃了禁果後得到智慧，其設計理念就是希望電腦能夠成為代表現代「智慧」的果實。

總的來說，如果想給大腦強烈的刺激，就選擇甜食。

基本「五味」之其二
鹹味

我們容易把鹽巴當作壞人，不過，不可否認人若想活著，就必須攝取鹽分。人類由三十七兆個細胞所構成，為了讓每一個細胞都能活動，鹽分中含有的納、鉀等礦物質是不可缺少的。如果攝取不足，細胞之間就無法交換資訊，也無法正常發揮功能。此外，它能適量溶入血液和淋巴液等體液中，具有幫助調節體內的水分含量、肌肉的收縮、神經系統的刺激傳達以及製造胃酸等功能。可以說，人類不攝取糖分不會死，但不攝取鹽分就會死。

人類會藉由舌頭來感受「鹹味」，然後靈活地從食物中攝取適當鹽分。那麼，一般的豬和山豬等動物是如何攝取鹽分的呢？有時候，牠們會透過舔舐石頭或岩石來補充鹽分。這是動物的本能，他們會好好地用舌頭品嘗鹽分的滋味。很遺憾現在的人類並沒有像這些動物一般，擁有「要好好攝取鹽分」的意識，結果，就產生了一種諷刺的現象，就是**「攝取過多不攝取就會死的鹽分」**，最後反而增加死亡風險。

鹽巴是引出食材滋味的工具

個人認為，鹽巴不是用來調味的「調味料」，而是一種引出食材滋味的「工具」。烹煮食材時通常會預先調味，但是，加鹽的目不是用來調味，而是為了引出食材原味。例如本書介紹的無鹽料理，為了縮短製程，就會加入鹽巴。

基本「五味」之其三
酸味

人類為什麼要用舌頭來感受酸味呢？

原來，是為了**判斷吃進去的東西「有沒有壞掉」**。當食物中的微生物開始進行繁衍與分解，食物就會腐爛壞掉，這個時候味道就會變酸，並且散發出難聞的氣味。

當食物壞掉，舌頭能先嘗到酸味，我們馬上就會意識到「這個吃進去會有危險！」進而吐掉。這是人類身體為了不讓腐壞掉的食物跑進內臟裡所做的保護措施。

醋是減鹽的好幫手

順帶一提，醋是人類史上最早加工出來的調味料。醋的起源大約是西元前五〇〇〇年。醋也在舊約聖經裡出現過，當時好像是一種飲品。在日本，醋的製作方法大約在四世紀到五世紀之間，由中國傳入。

醋的法文叫做「Vinaigre」，是由「vin」（紅酒）和「aigle」（酸味）組合而成的單字。醋有促進食慾的效果，以及幫助食物殺菌、防腐的功能。此外，醋也能調和食物的滋味，達到減鹽的目的。

基本「五味」之其四
苦味

如同前面介紹的醋一樣，辨識苦味也是一**種防止吃進腐壞食物的人類本能**。微生物在進行分解食物的過程中，根據不同食物，有時會釋放苦味。說起來，有些食物本身就含有毒素。無論如何，為了不把毒素吃進身體，舌頭會發揮感知「苦味」的功能。

古時候，達官貴人身邊都會有一名專門「試毒」的隨從。古代羅馬時期，還有專們用來試毒的奴隸。在日本，早在平安時代就有專門試毒的專員。試毒時，他們並非把食物咬碎然後吞進肚子，而是放在舌頭上判斷是否有毒，然後吐出來。

說到苦味，我長大之後，反而開始喜歡帶有「苦味」的食物或飲品。當自己還是小朋友的時候，百思不解「為何大人們會喜歡啤酒或咖啡這種既苦澀又難喝的飲料？」想當然耳，小時候平常沒事也不會特意去吃苦瓜或山菜。但是，不知為何，長大之後竟然覺得這些食物好好吃，啤酒那麼地好喝！

不知道你們有沒有認識那種「早上沒喝咖啡，就無法開啟嶄新的一天」的人呢？或是認為「春天就是享受山菜的季節，而夏天則應該要吃沖繩苦瓜雜炒」的人呢？為什麼會這樣呢？怎麼大人小孩會有這樣的差異呢？

我能夠想到的是，可能小孩子的體內環境太乾淨了，如果吃進含有苦味成分的東西會有危險。另外應該希望給予孩童「飲酒是一件很危險的事」的認知吧。

此外，**攝取苦味能夠有效排出體內的毒素**。有句諺語叫做「良藥苦口」。以前說到藥物，都是使用「香草」等藥草和「辛香料」熬煮而成的湯藥。總括來說，這些湯藥全都帶有苦味。就小朋友的情況而言，他們的身體尚未累積這麼多的毒素，因此，就不需要特地攝取苦味來幫身體排毒。可能因為這樣，所以小朋友就不會特別想要吃有苦味的東西。

苦味分有許多種類。例如，布丁的焦糖苦味以及苦瓜、野菜中的苦味。雖然苦味的種類不同，但都稱為「苦味」。

話說回來，大家知道「苦味」是用什麼器官感受的嗎？答案是「腸子」。藥會通過食道進到胃裡，然後被腸子吸收。因此，剛吃進去的藥，不會立即發揮藥效。喝下去的瞬間馬上覺得有效的，大概就只有糖質很多的營養補充飲料。

愛上苦味
就是長大的證明

最近的研究發現，腸子擁有跟舌頭一樣的感應器。根據美國耶魯大學的研究，腸子似乎擁有二十三種感應器。

基本「口味」之其五
鮮味

如同前面所述，鮮味是在西元二〇〇〇年後，才被列入「五味」當中。那麼，為什麼舌頭能夠感受到鮮味呢？答案是，它能賦予人類「情緒」。

「鮮味」具有安定心神、使人放鬆的力量。味噌或醬油等發酵食物中，全都含有鮮味成分。應該有人曾經有過以下的經驗，例如，到國外旅遊時，連續好幾天都大魚大肉，吃得很豐盛。結果某一天，把偷藏在行李箱中的速食味噌湯包拿出來煮，喝了之後，打從心底深切地感受到「啊！覺得好放鬆喔！」。沒錯！這種具有安定心神的功用，正是從

在國外喝味噌湯好喝得不得了

「鮮味」而來的效果。

我每個月有三分之二的時間都待在法國尼斯，只有一個禮拜的時間會回到日本生活。當然，尼斯的食物是非常好吃的。不過，一旦回到日本，最想念的還是所謂「媽媽的味道」，那真的會令人感到很安心。接著，這一連串的自然反應就會讓我深切地感受到「啊！我果然是道地的日本人啊！」。

不瞞大家說，當聽聞許多易怒或喝醉酒的人之相關事件時，我都不禁會想：「是否因為這些人，平時很少有機會能夠攝取到足夠的鮮味呢？」

試著把口味相互組合

接下來，要跟大家分享的是，利用其他口味混搭基本五種口味，就能創造出更有深度的滋味。例如，醋類料理。酸甜的滋味不但爽口，也是很好下飯的滋味。這就是「甜味X酸味」的相乘效果。

此外，還有以下組合：

・甜味X苦味＝焦糖

混搭的效果

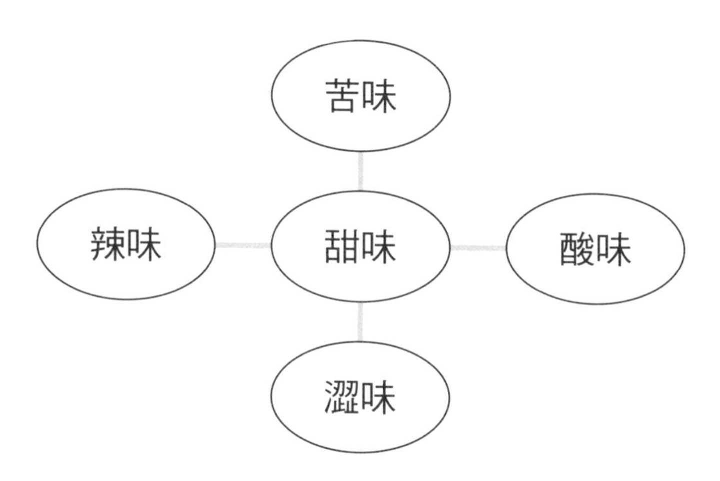

甜 × 苦 ＝ 焦糖

甜 × 澀 ＝ 抹茶

酸 × 辣 ＝ 酸辣湯、冬陰湯（泰式酸辣湯）

甜 × 辣 ＝ 乾燒蝦仁

・甜味X澀味＝抹茶

・酸味X辣味＝酸辣湯

・甜味X辣味＝乾燒蝦仁（中式料理）

混搭不同的滋味，創造出多層次的口味，幫助促進食慾，成為吃不膩的好味道。咖哩的辛香料正是這種道理。藉由混合苦味、辣味和澀味，創造出口感濃郁的絕佳好滋味。不僅如此，有時還可以加入優格、咖啡或巧克力等做成隱藏版口味。這就是藉由加入酸味、苦味和甜味等不同滋味，讓咖哩的口味變得更加複雜有層次。

Chapter 4

飲食的疑難問題
即是料理的新知識

日本是美食之國？

日本經常被譽為「美食之國」。評鑑餐廳等級的米其林，在他們的東京導覽手冊上寫著「東京是世界第一的美食城市」。

但是，事實真的是這樣嗎？

其實，日本人也有對味覺不甚了解的地方。這是因為不管肉品或魚肉，**比起味道，我們總是更重視「脂肪」的美味**。

過於貪愛脂肪，最終帶來生活習慣病

關於魚肉的好壞，促銷口號都是「這條魚的脂肪很多，很棒喔」、「今天有脂肪豐厚、當季的鰤魚進貨喔！」。同樣地，比起鮪魚的瘦肉，大家更偏愛脂肪肥厚的部位。鮪魚的英文是「Fatty Tuna」。直譯就是「肥鮪魚」。其實 Fat 有「肥胖」、「脂肪與贅肉的團塊」的語感，感覺不是很好聽，對吧。

這套偏愛脂肪的邏輯套用在肉品上也行得通，比起瘦肉，脂肪較多的肉品部位比較受歡迎。例如高級的牛肉都有「很棒的脂肪」，稱為「霜降」。「霜降」指的是分布在瘦肉和瘦肉之間呈現網狀花紋的脂肪。

英文中，霜降牛肉叫做「Marbled Beef」，意思是「像大理石般的斑紋」。一般正常來講，霜降瘦肉和脂肪比例各半，但也有脂肪含量較高的霜降。

在法國，人們對脂肪也有類似的喜好。法國人非常喜歡奶油，法國料理經常會附奶油。對他們而言，奶油就如同「脂肪」般受到大家喜愛。但是，**脂肪並非「味道」**。而且，若過於貪愛這種脂肪，最終帶來各種生活習慣病也是不爭的事實。

日本料理真的很健康嗎？

全世界都認為，日本料理是一種「很健康」的料理。話說回來，「壽司」不僅是日本人的國民料理，在外國人之間也非常受歡迎。壽司也大眾被當作是健康料理之一。

但是，壽司真的是健康料理嗎？的確，生魚片特別是青魚，裡頭富含對身體有益的EPA（二十碳五烯酸）、DHA（二十二碳六烯酸），是健康的食材。

但用來做壽司的醋飯呢？醋飯裡面，使用了大量的鹽與砂糖。三合①

的飯，就要加入兩大匙的砂糖（若用上白糖則是十八克）、鹽七．五克。

不僅如此，現在有爭議的外帶熟食包括壽司等，都會使用香料、人工甜味劑、保色劑、乳化劑、色素和化學調味料等多種添加物。用量方面，根據不同商品的需要，甚至還有把糖分、鹽分、油脂和添加物等都加好加滿，變成「超加工食品」等級的商品。

「壽司＝健康」只是江湖傳說

例如含有大量反式脂肪、人造奶油和起酥油的麵包、蛋糕、甜甜圈；又如各式零食、杯麵、披薩、熱狗等，這些食品都是高脂肪、高鹽分、高糖分，幾乎不含維生素、礦物質和食物纖維。

法國巴黎第十三大學的研究指出，只要攝取超加工食品的比例增加一〇%，罹癌的風險就會上升十二%。甜甜圈和披薩對身體有害較易理解，但外帶壽司竟與它們同等級，這完全出乎意料之外，確實需特別注意。若盲目聽信「日本料理很健康」，毫不顧忌地狂吃，最終恐怕還是會嘗到苦頭。

①合：一合等於 180 毫升，一合米大約 150 公克。

檢視飲食生活，就能了解疾病

飲食生活與流行疾病有密不可分的關係。回顧歷史就能徹底明白。在十五世紀中葉到十七世紀的大航海時代，壞血病正流行。造成壞血病的主要原因，即是維生素C攝取不足。

那些以新大陸為目標，長年都在船上度過的水手們，每天吃的都是豆子、烘焙餅乾、醃製肉品或魚肉、乾燥蒜頭等能夠長久保存的食物，幾乎沒吃含有維生素B或C的新鮮蔬菜和水果。據說，當時總共有兩百萬名水手因為罹患壞血症而死亡。

最後，解決這個疾病的救星是「柑橘類水果」。這是在西元一七九五年，由一名後來參與拿破崙戰爭的英國船醫吉爾伯特・布蘭（Gilbert Blane）發給士兵的。

日本江戶時代白米開始普及化，取代了長久以來的糙米。然而，伴隨而來的便是罹患「腳氣病」的人大幅增多。腳氣病是維生素B1攝取不足所造成的疾病。

腳氣病的病症有食慾不振、全身倦怠、手腳麻痺和雙腳水腫等。此外，當我們輕敲膝蓋骨下方，會有膝躍反射，但罹患腳氣病的病人，就不會出現這種反射動作。

由於長年都不曉得罹患的主因，江戶時代之後罹患腳氣病的人持續增多，到了明治時代變成大流行，造成許多人死亡。大正時期，腳氣病竟然還嚴重到跟結核病並列為「兩大國民疾病」。

糙米的胚芽裡富含維生素B1，但是，精緻白米已經把胚芽去掉，所以不會存有維生素B1。由於江戶時代大家已經開始習慣吃白米，使得維生素B1攝取量遽減，才會罹患腳氣病。

剛開始只有上級的大名們①會得到腳氣病，但由於參勤交替制度②，家臣們也得跟著藩主進駐到江戶。最終，連下級武士也罹患了腳氣病。這一切都是為了面子上的考量，開始讓家臣吃白米的緣故。每次只要各地的大名和家臣去到江戶，就會出現雙腳浮腫、步履蹣跚或者全身倦怠無力等症狀。一旦回到故鄉，馬上就恢復元氣。

由於這種情況實在太多，當時人們就把這種疾病稱之為「江戶病」。

飲食
造就身體

明治時代，特別是海軍，士兵的死亡原因還是以「腳氣病」為最大宗。當時軍隊吸引人從軍的最大的號召力就是「從軍後就能每天吃白飯吃到飽」。後來，海軍軍醫高木兼寬為了營養均衡兼預防腳氣病，開始讓士兵們喝麥汁。結果，罹患腳氣病的士兵人數便直線下降。

說起現代人的疾病，應該都是生活習慣病。很明顯地，這都是因為**攝取過多的鹽分、糖分和脂肪所造成的**。

如上所述，隨著飲食習慣的變遷，流行疾病也逐漸跟著變化。

換句話說，掌握人類健康最重要的因素就是飲食。我再重申一次，人體是由「飲食」所構成。現在，請各位重新檢視一下裡頭的內容物吧。

①大名：日本封建時代對擁有較大地域領主的稱呼。
②參勤交替制度：日本江戶時代的一種制度。各藩大名每隔一年需要前往江戶執行政務，然後再返回自己領地。

還需要加美乃滋嗎？

本節，我們來探討一下為了吃進更多蔬菜而添加的「美乃滋」吧。有人喜歡美乃滋喜歡到變成「美乃滋控」，可見它是一種多麼受歡迎的調味料。

美乃滋可說是法國料理的基礎。當我第一次在餐飲學校學會作法時，我腦海中甚至還出現了「我終於學會如何製作美乃滋了，太棒啦！終於成為能夠獨當一面的廚師了！」的想法。但是，同時我也察覺到一個驚人的事實，那就是「等等，原來我們以前都吃進這麼多的油？」。

美乃滋的作法

材料

- 蛋黃 1 個
- 沙拉油 200 ～ 300ml
- 醋 1 大匙
- 鹽、胡椒各適量
- 芥末醬（依個人喜好添加）1 ～ 2 大匙

作法

① 除了沙拉油以外，把全部的材料放進調理碗，充分攪拌均勻。

② 把鹽巴、胡椒加到步驟①。

③ 把沙拉油慢慢倒入步驟②，接著使用打蛋器充分攪拌。

④ 當沙拉油倒入大約一半時，會開始凝固。
接著再把全部的沙拉油倒進去，然後繼續攪拌。
等整體顏色變白、變黏稠就完成了。

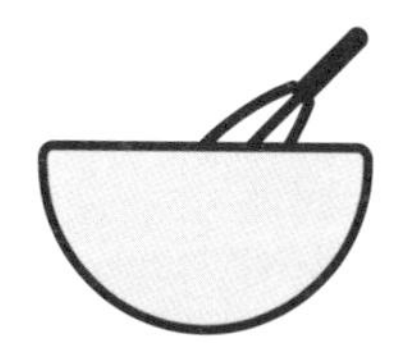

實際上，我之所以會在自己的料理講座上製作美乃滋請大家試吃，是為了想讓更多人知道美乃滋究竟是如何製成的。現在，我就告訴各位美乃滋要怎麼製作。

仔細想想，美乃滋的油脂狀態跟人體很像，**特別是男性的中性脂肪凝固。肚子大到突出來，其實這就是「美乃滋化」**。在體內加入大量油脂，並與蛋黃等材料攪拌在一起，凝固之後附著在肚腹周圍。只要倒入二百毫升的油，就會凝固得非常好。

加油不能太小氣，這就是美乃滋所需。想要健康一點、油少加一點，就無法完成。請別忘了市售的軟瓶美乃滋或瓶裝美乃滋，都是使用一樣的材料，經過同樣的製程製作完成的。

話說回來，餐飲學校和餐飲店都知道一個常識，那就是「美乃滋必

試問
你能喝下兩百毫升的油嗎？

須當日現做」。如果不每天現做，油脂就會酸化，裡頭的蛋黃還可能產生沙門桿菌。

美乃滋本是一種「必須當日現做，不然會有危險」的東西。但是，各位看看超市或便利商店賣的美乃滋。它們的銷量應該不差，但有可能每天上架更替的都是當日現做的新鮮貨嗎？再看看市售美乃滋的保存期限，未開封的狀態下，四百五十克以下的美乃滋保存期限為一年；七百克以上軟管包裝美乃滋則是十個月。保存期限出乎意料地長。

美乃滋必須每天現做原本是餐飲業界的常識，現在卻沒有每天現做。當然，生產美乃滋的工廠在食品衛生方面自然是維護得相當好，而且肯定也研發了不容易酸化的乳化方法。但是，知道了這麼多，明天你還敢吃那麼多美乃滋嗎？

為了養成不搭配美乃滋的飲食習慣，必須學會做出美味料理獨特的烹調方法。例如我們前面提到過的水煮花椰菜，在不加美乃滋或任何沾醬的情況下，就能享用食材天然好滋味。為了探索它的美味，入口時就要好好咀嚼，接著你會發現越咀嚼就越有滋味，而且唾液也分泌得較多，非常幫助消化。這就是既好吃又對身體有益的飲食新習慣。

為什麼細嚼慢嚥是好事？

你是否曾經有過被外婆或媽媽叮嚀「吃東西不要吃那麼急，要多咬幾下再吞下去」的經驗？在此，我要請你做一個動作：嘴巴閉著，然後按著耳垂內側的凹洞。維持這個動作，再假裝正在咀嚼食物。這時，你會發現顳顎關節和臼齒最後面的地方也會跟著動。反覆不斷咀嚼，口中就會開始分泌唾液。由此可知，越咀嚼唾液就能分泌得越多。

據研究每人每天大約可分泌出一至一．五公升的唾液量。嬰兒時期的唾液分泌量非常地多，然而，隨著年齡增長我們所分泌的唾液量便會逐漸下降。大家想想小嬰兒若沒圍上圍兜，分泌出來的口水是不是足以弄溼整件衣服。

唾液負有多項職責，它能幫助消化、溶解食物，並把食物中的鮮味物質運送到舌頭上的「味蕾」，讓我們藉此感受食物的滋味。然而，因著邁入高齡或藥物副作用的影響，使得人們唾液量分泌減少，容易造成「無論吃什麼都沒有滋味」的狀態。因此，唾液量多除了幫助消化外，也能幫助享受食物的好滋味。

根據東北大學的笹野高嗣元教授的說法，唾液中似乎含有麩胺酸。因此，當唾液中的鮮味成分與食物中的鮮味成分混合之後，會使料理變得更好吃。「吃飯要多咬幾下再吞下去」的老奶奶智慧，實在很有道理。以前的人應該不知道當中的理論，也正因為沒有相關的技術，因此是靠本能發現讓飯菜變好吃的方法。

反觀現在，甚至出現了「咖哩飯是用來喝的料理」、「優秀的商務人士吃飯都很快」等觀念說法，這無疑增加許多吃飯時不太咀嚼就吞下去的人。雖然人類總是不斷重複歷史，但這樣究竟算是進化還是退化，我仍是想不透，難以理解。

前幾天，我去醫院做健康檢查時，發生了一件事。由於那時剛好是中午時間，我便順便前往醫院附設的食堂用餐。用餐完畢後還有一點時間，我就隨便看看周圍的人，接著，我發現一個事實，那就是包括我自己在內，現場所有男性吃飯速度都很快。相反地，大部分的女性都細嚼慢嚥。

醫院的餐食口味很清淡，關於這點，男性會想著「啊！味道好清淡喔」，然後為了想快點吃完，而採取幾乎像是用喝的方式般，將食物囫圇吞棗地吞進去。

細嚼慢嚥
踏上探索食物滋味的旅程

相反地，女性則會好好咀嚼眼前的清淡料理，慢慢品嘗它的滋味。她們用餐的姿態彷彿就像是在探索食物的鮮味般，那畫面深深烙印在我的心中。

明明同樣都是吃著清淡料理，男性就想趕快吃完，女性卻想從清淡的口味中探索滋味。對於有沒有心想要攝取食物的「鮮味」，行動上就有這麼大的不同，實在令我驚訝。同時，我也認為**試圖想要從清淡的飲食中找出難以發覺的滋味，才叫做真正的「品味」**。

最近很遺憾地，我覺得好好享受食物美味的機會和地點選擇都減少了。即便在家裡用餐，全家人聚在一起圍坐在餐桌前吃飯的機會也變少了。每個人有各自的生活排程，用餐時間也都不一樣。我想，獨自用餐的時代已經來臨了。

「今天這道小菜好好吃喔。裡頭加了什麼呀？」、「是用什麼調味的呢？」現今大家圍繞著餐桌，興致勃勃討論料理與口味的機會真的變少了。我認為，餐桌上的交流時間變少，也是造成社會紛亂的一個原因。

老實說，我認為家庭料理只要有鮮味、酸味和苦味這三種「沉靜系」的味道就好。只要有這三種味道就能把口味調整得很好。藉由飲食讓自己放鬆，與家人圍坐在餐桌前用餐，感覺更加溫暖，這才是最理想的用餐樣式。

安定心神的「GABA」力量

最近，有一種相當引人矚目的成分叫做「GABA」。這種成分除了人體內本就含有之外，也廣泛地存在於各種動植物當中。它是一種叫做γ－氨基丁酸的天然胺基酸，簡稱GABA（Gamma Amino Butyric Bcid）。最近市面上除了有添加GABA的巧克力和保健食品以外，連葡萄乾、味噌和醬油內都加有GABA成分。

GABA作為大腦中抑制型的神經傳導物質，能夠有效紓解壓力，具有安定心神的「抗壓效果」。此外，它也能抑制興奮型神經傳導物質多巴胺分泌過剩，達到放鬆的效果。不僅如此，GABA還有提高睡眠品質，抑制中性脂肪和膽固醇、降血壓、促進肝臟和腎臟功能等眾多好處。

我認識GABA的機緣，來自與某種蔬菜的相遇。大家聽過「蕾菜」嗎？蕾菜是油菜的一種，屬於芥菜的變種蔬菜。一般而言，我們都是食用芥菜的葉子部分，而蕾菜作為食用部位的蕾芯（嫩芽），卻是從一株重達五到六公斤的菜株中長出來的，外觀看起來有點像蜂斗菜。它是由日本福岡縣所研發的新品種，大約在十年前，開始在市場上販售。

某次，有幸從福岡縣特產推廣協會的人員那裡拿到蕾菜，我就用簡樸的方式把它水煮來吃，不知為何，讓我的身心感到好放鬆。這樣的效果不由得讓我大吃一驚。「這種安心感究竟是怎麼來的？」腦海中的念頭促使我想要更了解這個蔬菜。

調查了蕾菜的成分，才發現蕾菜含有大量的ＧＡＢＡ成分。一百公克的蕾菜中，就含有四十克的ＧＡＢＡ成分。我是認識蕾菜之後，才知道ＧＡＢＡ的存在。以前我還住在福岡的時候，蕾菜尚未研發出來，而它現在為我帶來了全新的發現。最近，調查哪一種食材ＧＡＢＡ成分含量最多，已經成為我的新嗜好（笑）。

一天只要攝取十到二十克的ＧＡＢＡ，就能感受到它的效果，那麼，如果想要增加體內的ＧＡＢＡ成分，該怎麼做呢？ＧＡＢＡ是由麩胺酸所生成。因此，只要攝取麩胺酸含量高的蔬菜就行了。例如一百克的發芽糙米內就含有十毫克的ＧＡＢＡ，又如番茄、蘆筍、鴻喜菇、馬鈴薯、茄子和南瓜等，全都含有ＧＡＢＡ成分。另外，當季蔬菜也含有許多的ＧＡＢＡ成分。其他像是納豆、泡菜和漬物等發酵食品，裡頭也有ＧＡＢＡ成分。

此外，**我最近的一個大發現是蓮藕**。我請製作加賀蓮藕的朋友幫忙調查其GABA含量，才得知原來蓮藕裡頭也有這成分。蓮花是佛教的象徵，我不禁想著，這跟蓮花中含有安定心神作用的GABA成分是否有些關聯。

睡前吃甜食
反而妨礙睡眠

此外，維生素B6能夠幫助GABA生成。鮪魚（瘦肉）、鰹魚、生鮮大蒜、秋刀魚、雞胸肉、香蕉、開心果和黃豆等，全都富含維生素B6。不僅如此，人體內的GABA成分是在睡眠中生成。因此，生活作息規律正常、擁有充足的睡眠時間非常重要。

在此想特別提一下，我們在廣告中，可以看

聚焦 GABA ！

GABA

（Gamma Amino Butyric Acid）

效果

- ✓減輕壓力
- ✓幫助放鬆
- ✓提高睡眠品質
- ✓抑制中性脂肪與膽固醇
- ✓降低血壓
- ✓促進肝臟和腎臟功能

如何增加體內的 GABA 成分？

酸麩胺酸→ GABA

❶ 攝取富含麩胺酸成分的食品

發芽糙米、番茄、蘆筍、鴻喜菇、馬鈴薯、蓮藕、茄子、南瓜、發酵食品（納豆、泡菜、醃製食品）。

幫助 GABA 生成

❷ 攝取維生素 B6

鮪魚（瘦肉）、鰹魚、秋刀魚、雞胸肉、香蕉、開心果。

❸ 充足的睡眠

GABA 是在睡眠中生成。

到演員吃到含有GABA成分的巧克力時，瞬間喊出「覺得好安心喔！」諸如此類的感想。但實際上這產品的效果可能沒那麼好。

首先，我們來看看商品的原料吧。根據食品的標示規則，含量最高的成分必須列在最前面，接著依序遞減。巧克力的原料是可可，裡頭具有GABA成分，**照理說，開頭應該寫上「可可塊（cocoa mess）」**，但許多商品的原料標示都是「砂糖」。如同前面所述，砂糖會讓血糖值瞬間攀升，並刺激大腦。若因想要稍微喘口氣而去吃加所謂有GABA成分的巧克力，反而可能會讓你睡不著。這就是砂糖的力量勝過GABA的實例。建議大家購買前，先確認包裝上的食品原料。此外，即使食品內含有GABA成分，睡前最好還是不要吃任何甜食。

睡不好該怎麼吃？

最近，蠻多女性都有「難以入睡」的困擾。當我問她們：「您該不會睡前吃甜食吧？」在大多數的場合，對方都會回答我：「您怎麼知道？晚上差不多要就寢時，為了能讓心情放鬆一點，固定都會吃一個自己喜歡的巧克力。」這樣難怪會睡不好。

先前我也有提到，砂糖含量較多的食品，會讓血糖值瞬間攀升，並且刺激大腦。要知道所謂「睡覺」，不只是指讓身體休息而已，同時也必須讓大腦休息才行。既然如此，若在睡前還吃會讓大腦整個清醒的食物，當然會睡不著囉。

順帶一提，對於**相當難以入睡的人，建議可以試試吃洋蔥**。蔥和韭菜、大蒜、薤（蕗蕎）、生薑並稱「五辛」。這些都是佛教中禁止食用的辣味蔬菜。雖然，以前我曾經問過出家修行的和尚，是不是因為這些東西吃了之後「嘴巴會有氣味不好聞？」還是因為「這些都是讓人容易產生煩惱的食物？」所以會有此戒律。但是，我想真正的原因應該是因為洋蔥內含有的「二烯丙基二硫」這成分，而它會讓人想睡覺的緣故。畢竟如果在坐禪中產生睡意，那就不好了。

至此，我想起以前發生過的一件事。我們家之前有一次的午餐是吃蕎麥麵。全家包括我太太、女兒在內總共才三個人，但我們卻煮了七束蕎麥麵。雖然大家卯起來吃，但後來還是剩下一些，大家覺得丟掉很可惜，只好再一起努力把它吃完。

我肚子吃得飽飽之後，突然一陣睡意襲來，覺得好想睡覺。那時心

安穩睡眠
請選蔥類食物

裡想著「就這樣睡著的話會肥死，我必須趕緊去工作。」但是，等我回過神注意到的時候，卻發現我已經在沙發上睡著了。過了一會兒，我驚喊著「慘了！」然後從沙發上彈起來，此時發現我太太也睡著了。我想這肯定是因為飽足中樞被滿足了，才引發睡意。

但是，我女兒並沒有睡著。儘管她跟我們一樣吃撐了肚子，但她竟然沒有睡著。她還說：「雖然吃得很飽，但沒有特別想睡喔。」我思考著這之間的差異究竟是什麼，才想到原來剛剛我跟太太吃蕎麥麵時，加了大量的蔥到沾麵的佐料裡。但是，我女兒討厭蔥，所以沒加。我想我和太太的睡意恐怕就是因蔥而起的吧。

因此建議如果有難以入睡困擾的人，睡前就不要吃甜食了，請吃看看洋蔥之類的蔥類食物吧。例如法式洋蔥湯或法式大蔥濃湯，顧胃溫和，相當推薦。就算只有喝湯，難以入睡的問題應該也能改善很多。

不用拘泥於特別的調理用具

每次料理教室一開課，就會有人問我「鍋子是不是要選質地厚實一點的比較好？」不曉得是不是因為現在很流行使用鑄鐵鍋，例如色彩鮮豔、質地厚實的 Le Creuset 或荷蘭鍋。

我認為，無論哪一種鍋子都很好。即使是薄壁的鍋子也行，只要料理時溫度不要搞錯就好。重點就是，**料理時要用小火保持一樣的熱度，慢慢燉煮食材到出汁**。

實際上，熱度只是藉由鍋子間接地傳導到食材上而已。當然，**厚實**

選平底鍋 不如選深鍋

的鍋子能讓熱度變得較柔和，這倒是事實。

另外，如果是薄壁的鍋子，火的熱能會直接傳到食材上，因此，必須很注意火候的狀況，請溫柔控制它。

若要說，我想最不好的鍋具其實是平底鍋。平底鍋是被設計用來做快速料理的鍋具。

「原本需要燉煮一小時的料理，現在用大火熱炒五分鐘就完成了喔。」、「少洗一點東西，剩下的時間全都是自己的！」、「不用再被家事綁著，能夠自由地運用時間。」平底鍋的賣點特色都在這些促銷口號裡了。

我認為要做出一道好料理，**鍋具的厚薄不是問題，問題是鍋具的「深度」**。請準備一個深度較深的「深鍋」。想要做出不加鹽，又能鮮味滿點的美味料理，相信深鍋會是你的好幫手。

Chapter 5

現在就想吃！好吃的極品無鹽料理

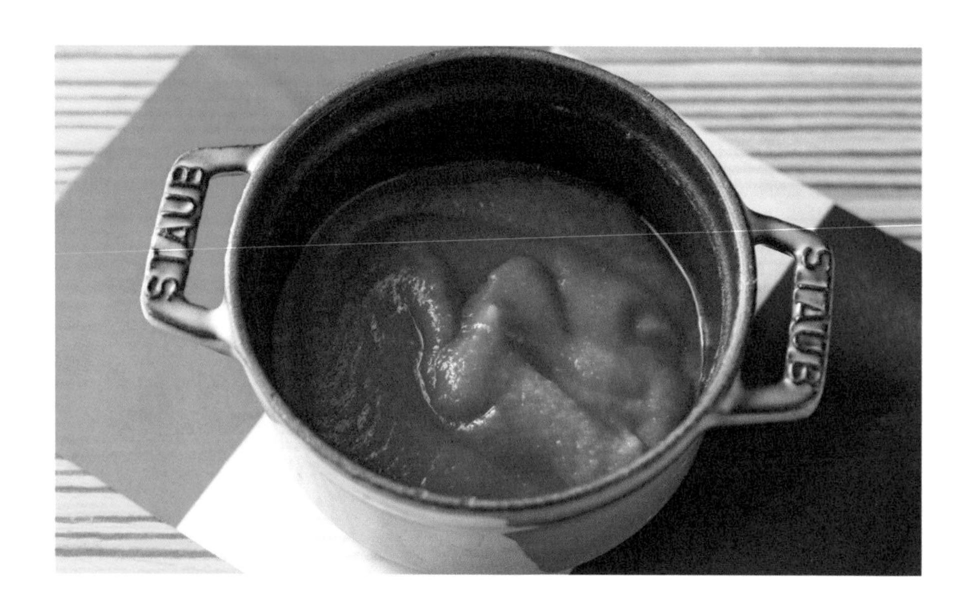

特製番茄醬

大人小孩都喜歡！
不加鹽、不加糖，卻能擁有濃郁的好滋味！

材料 適合的分量

番茄（切塊）…1 公斤
洋蔥（磨泥）…1 個
大蒜（磨泥）…1 瓣
紅酒醋…30 毫升
丁香…1 根
紅辣椒…半根
肉桂棒…半根
※ 丁香、紅辣椒、肉桂用紗布包好，再用棉線綁起來。

作法

① 用攪拌器把番茄打成泥狀。
② 把洋蔥、大蒜放入鍋內，用鍋鏟拌勻的同時，開小火炒至輕微上色並飄出香氣。
③ 把①加進②，開大火煮個幾秒，去除番茄腥味。腥味去除後，從中火轉為小火，燉煮 20 至 30 分鐘到湯汁差不多收乾（表面稍微有點小冒泡的程度）。
④ 把紅酒醋、包裹著辛香料的香料包加進③，再煮一下。
⑤ 煮到湯汁收乾後，撈起香料包，再用攪拌器打至濃稠滑順即可。
＊放進煮沸（消毒殺菌）過的瓶子裡，放冷凍可保存 1 個月。

作法

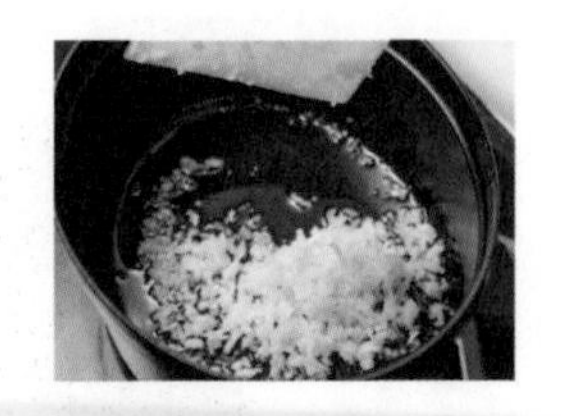

① 先用刀背拍擊大蒜，再切碎。燉煮用的鍋子裡加入比①匙還要稍微少一點點的橄欖油，接著放入大蒜開小火拌炒，炒至稍微上色並飄出香氣時再加進洋蔥。

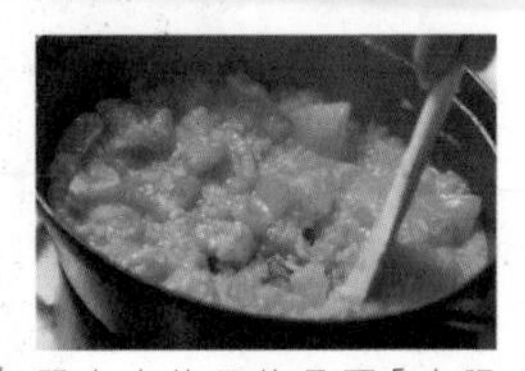

② 洋蔥炒熟呈透明狀後，加進已去蒂切塊的番茄，接著大火快炒 去除番茄的腥味。腥味去除後轉小火，拌炒數下，避免食材燒焦。

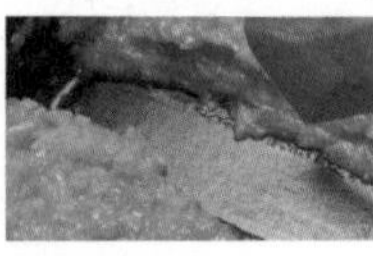

用鍋鏟等器具將醬料推到鍋子邊緣時，不會滲出湯汁的話就 OK 了。

開大火的目的是要「去腥味」。透過翻炒的方式讓番茄焦糖化（梅納反應）。焦熟的部分會成為食物「深沉的滋味」，能夠取代鹽巴。

③ 預先備好甜椒（1 公釐厚）、櫛瓜（4.5 公分長、2 公釐厚）、茄子（4.5 公分長、3 公釐厚）。

※每樣蔬菜的尺寸都切得不一樣的用意是希望完成時厚度能達到一致。入口時，每樣蔬菜的分量都相同，口味的層次才會分明。

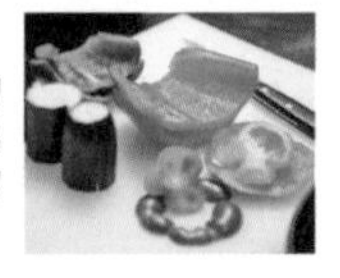

甜椒去頭尾，縱切成兩半，挖掉木棉組織和籽後再切絲。

④ 熱好平底鍋，倒入 1 大匙橄欖油，開大火將每樣蔬菜都炒至上色。

※炒熟到 70% 左右，用鍋鏟壓蔬菜會發出「啾～」的聲音即可（代表水分還沒完全蒸乾）。目的是要上色而已，上色代表食材中的糖質已呈現濃縮狀態，這會成為食物的「滋味」，能夠取代鹽分。

※炒熟後用濾網撈起，記得每次都要把平底鍋洗乾淨，把沾在鍋裡的焦色洗掉。

※每炒一樣菜就要加一次 1 大匙橄欖油（鐵氟龍以外的平底鍋要稍微多加一點）。

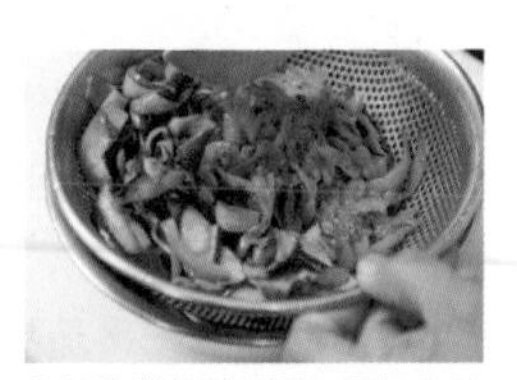

全部的蔬菜炒好後，再把多餘的油濾掉。

⑤ 把煸炒好的蔬菜加進②裡，全部的蔬菜與番茄醬拌勻。蓋上鍋蓋，開小火燉煮 2 至 3 分鐘。

⑥ 熄火，撒上百里香碎，利用餘熱拌出香氣。

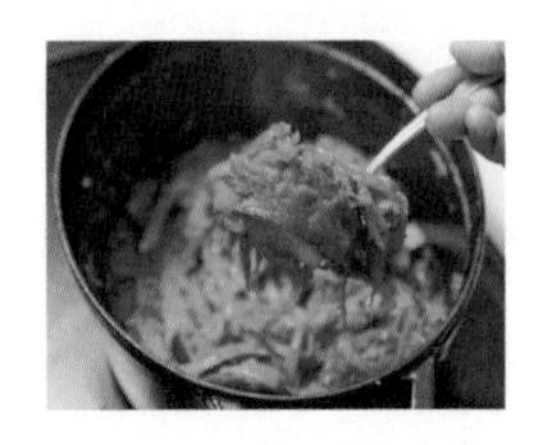

松嶋啓介
「正宗『普羅旺斯雜燴』」

在地的尼斯風味。很適合當作煸炒肉類料理的點綴，
也適合跟肉一起燉煮。

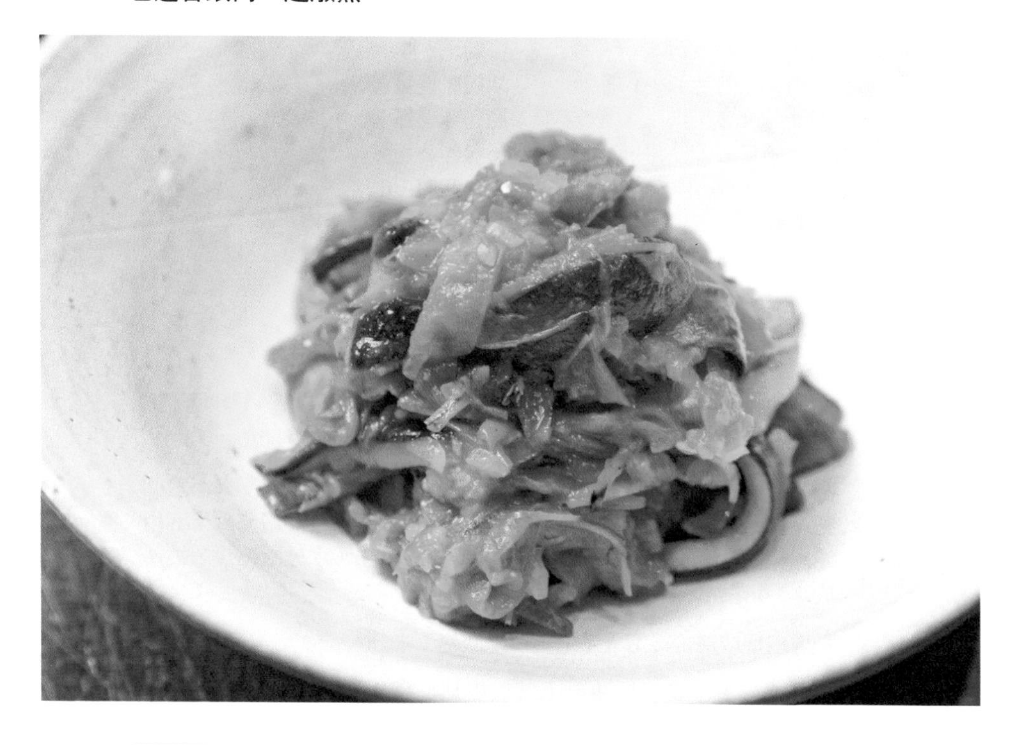

材料 適合的分量

番茄…5 個
洋蔥（切碎）…半個
大蒜…半瓣
甜椒（紅、綠）…各 1 個
櫛瓜…1 根
茄子（大）…1 條
薄荷…少許
橄欖油…適量

＊可將番茄醬放入冷凍專用保鮮袋，放冷凍可保存 1 年。預先庫存好，之後只要把蔬菜炒一炒，普羅旺斯雜燴就能輕鬆上桌。
＊可以使用其他蔬菜。把每種蔬各別炒好，重要是要炒至上色。

材料　適合的分量

番茄…5 個
小黃瓜…半根
綠色甜椒（切薄片）…1 個
黑橄欖油…50 克
橄欖油…適量
雞蛋…2 顆
長蔥…1 根
朝鮮薊…3 個
罐頭鮪魚…150 克
羅勒…3 片
胡椒…適量
蠶豆（帶殼）…100 克
檸檬汁…適量
鯷魚菲力…6 片
大蒜（磨泥）…半瓣

作法

① 把水注入鍋中，水位高度蓋過雞蛋後開火。煮沸後再煮 12 分鐘，把蛋煮成固體狀的水煮蛋。接著泡冷水、剝殼、切成 8 等份。

② 把水和檸檬汁倒進調理碗，將朝鮮薊周圍的萼一片片剝下來，直到把深綠色的萼都剝完。去掉軸心堅硬的部分，然後縱切成兩半。用湯匙挖掉裡頭的纖毛後加入檸檬水，防止變色。水分瀝乾後，縱切成 3、4 等份。

③ 長蔥斜切成薄片後泡入水中，再撈起瀝乾水分。

④ 蠶豆去殼，小黃瓜削皮。小黃瓜縱切成兩半，用湯匙挖掉籽的部分，切成 5 公釐厚。甜椒去頭尾，縱切成兩半，挖掉木棉組織和籽後，切成 1 公釐厚。番茄去蒂切成 8 等份。

⑤ 大蒜浸泡在橄欖油中，製成香蒜橄欖油。

⑥ 把鮪魚放在盤子的中心堆高，再盛入小黃瓜、甜椒、橄欖油、蔥、水煮蛋、鯷魚、蠶豆和朝鮮薊。接著淋上香蒜橄欖油，最後再撒上羅勒碎。依個人喜好撒上胡椒。

尼斯風味沙拉

我在尼斯經常吃的沙拉。生吃蠶豆，享受當中的苦味。

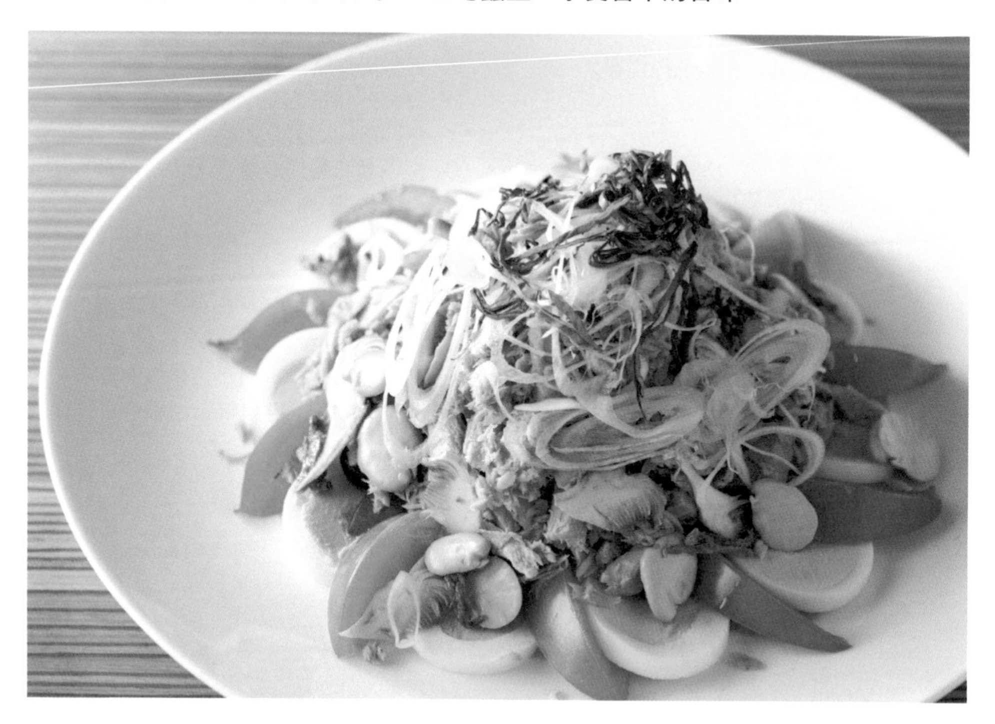

菠菜咖哩

材料 適合的分量

洋蔥（切碎）…半個
大蒜…半瓣
薑（切碎）…半個拇指節大

A
- 薑黃粉…1 大匙
- 荳蔻…1 粒
- 荳蔻粉…1 小匙

八角…1 個

番茄（切塊）…1 個
番茄乾（切薄片）…2 個
菠菜…1 把
辣椒粉…1 小匙
沙拉油（酥油）…適量

作法

① 先用刀背拍擊大蒜，再切碎。把沙拉油、大蒜放入鍋內開小火，等飄出香氣後再加入洋蔥和薑。
② 洋蔥炒熟呈透明狀時，加入材料 A，用小火慢炒 10 分鐘左右。
③ 把番茄和番茄乾加進②，再燉煮 15 分鐘。
④ 汆燙菠菜，把水瀝乾後，用攪拌器打勻。
⑤ 挑掉③裡的荳蔻、八角，再用攪拌器打成泥狀。
⑥ 把④加入⑤中，用小火燉煮 2 至 3 分鐘，最後再用辣椒粉調味即可。

椰香咖哩

材料 適合的分量

洋蔥（切碎）…半個
大蒜…半瓣
薑（切碎）…半個拇指節大
番茄（切塊）…1 顆
椰奶…1 罐

A
- 茴香籽…半小匙
- 荳蔻…1 粒
- 肉桂棒…1 根
- 月桂葉…1 片

薑黃粉…1 小匙

辣椒粉…1 小匙
沙拉油（酥油）…適量
雞肉（腿肉或胸肉都可。切成一口大小）、蝦子等

作法

① 先用刀背拍擊大蒜，再切碎。把沙拉油、大蒜放入鍋內開小火炒香，再加入洋蔥和薑。
② 洋蔥炒熟呈透明狀時，加入材料 A，用小火慢炒 10 分鐘左右。
③ 把番茄加進②，再燉煮 15 分鐘左右。
④ 把椰奶加進③，燉煮 10 至 15 分鐘（椰奶煮到有點濃稠）。
⑤ 挑掉固體狀的肉桂棒、月桂葉和荳蔻，再用攪拌器打勻。
⑥ 把雞肉加入⑤中，用小火燉煮 10 分鐘，最後再用辣椒粉調味即可。